근육의 신비

근육의 신비

당신도 자연치유될 수 있다

제리 웨버 지음 | 서강익 옮김

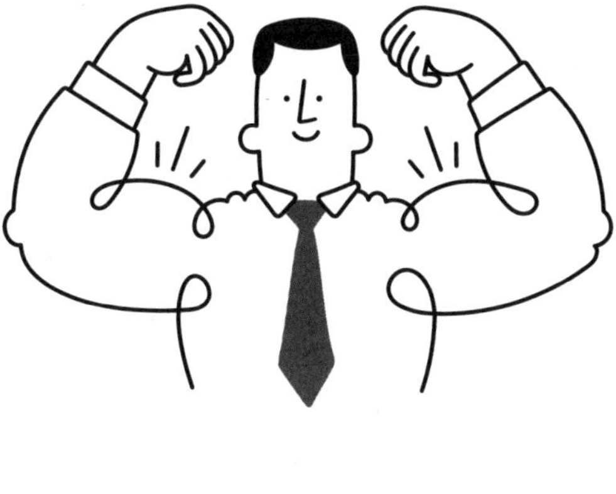

중앙생활사

추천사

나는 인디애나대학교에서 의학박사학위를 받은 후 가정의학과에서 3년간 레지던트 프로그램을 하며 전통 의학 교육을 받았다. 그 과정에서 만성질환 증상을 감추려고 처방약을 사용하는 것이 해결책이 아니라는 사실을 깨닫는 데 1년도 걸리지 않았다. 전인의학과 기능의학에 대해 알게 된 후 모든 질병에 대한 자연적 해결책을 알아가는 데 매료되었다. 전인적 의학을 주류 의료에 도입하는 것이 내 임무다. 만성질환으로 고통받는 많은 사람이 전인치료로 큰 도움을 받을 수 있다는 사실을 알게 되면서 고뇌하게 되었다.

2010년은 내가 전인의학과 기능의학을 수행해온 지 20년 되는 해였다. 그동안 많은 경험을 하면서 환자 95%를 최적의 건강 상태가 되도록 도왔다고 자신 있게 말할 수 있었다. 그리고 내가 도울 수 없는 5%에 속하는 환자라는 것을 상기해주는 세 번째 환자가 나올 때까지 큰 관심을 기울이지 않았다. 그녀는 다른 곳에 도움을 청했고, 치유되었다. 제리 웨버라는 자연요법의사와 상담했다고 말한 세 번째 환자였다.

그녀는 웨버 박사가 모든 장기 시스템을 살펴보고 몸 시스템이 작용하는 정도를 어떻게 정확히 측정했는지 자세히 설명했다. 웨버 박사는 각 시스템에 해를 끼칠 수 있는 모든 병원균을 테스트했다. 이 과정에서 그녀는 10년 전 수술한 뒤 편측 횡격막이 마비되었는데, 이것이 외과의사의 칼이 미끄러져 생긴 것이 아니라 바이러스 감염으로 인한 것이라는 말을 들었다.

웨버 박사는 근반응검사를 기반으로 해서 천연 허브와 보충제로만 그녀를 치유했다는데, 나는 이 치료법에 상당히 회의적이었다. 너무 쉬워 보였기 때문이다. 하지만 그녀를 아주 오랫동안 알고 지냈기에 그녀를 믿을 수 있었고 내게 다시 온 그녀는 이제 더는 호흡곤란을 보이지 않았다. 흉부 엑스레이 검사에서 횡격막이 정상 위치로 돌아온 것을 보고 충격을 받았다. 10년이 지난 지금도 그녀는 잘 지낸다.

다른 환자 두 명도 정확한 진단을 바탕으로 해서 성공적으로 치료를 받았는데, 결과가 너무 좋아 믿을 수 없었다. 나는 웨버 박사의 재능을 확인하는 가장 좋은 방법은 이를 직접 점검하는 것이라고 결론을 내렸다. 웨버 박사를 방문한 지 1시간도 안 되는 사이 나는 그에 대해 완전히 평가할 수 있었다.

웨버 박사는 자신이 역설하는 바를 실천하는 보기 드문 의사로, 그의 숙달된 평가는 수천 달러 상당의 실험과 전문화된 테스트 결과와 일치했다. 나는 두 번째 방문한 다음 웨버 박사와 함께 일해야 한다고 확신했다. 다행히 나는 그에게 거절할 수 없는 제안을 할 수 있었다.

이는 내 의사 경력에서 가장 잘한 결정이었다. 보디 밸런스 힐링 시스템Body Balance Healing System, 몸 균형 치유 시스템의 근반응검사 방법은 평가·치료 과정을 훨씬 더 정확하고 효율적으로 만들었다. 이제 내 환자는 부작용을 거의 겪지 않을 뿐만 아니라 프로토콜에 대한 나쁜 반응도 거의 보이지 않는다. 차트 시스템을 사용하면 잠재적으로 질병의 근본 원인이 될 수 있는 수많은 문제를 수월히 주의 깊게 살펴보게 만들었다.

이 방법은 종종 나를 올바른 방향으로 이끌고 궁극적으로 결론에 이르게 하여 환자가 수천 달러에 달하는 불필요한 시험과 엑스레이 방사선에 노출되지 않게 해준다. 게다가 원격으로 테스트하는 기능은 나와 환자의 시간을 많이 절약해준다.

경험이 많지 않은 의료인은 종종 근반응검사를 사용하는 것에 대한 환자의 부정적 인식을 우려한다. 나는 "중요한 것은 결과다"라는 웨버 박사의 말을 인용한다. 우리는 단순히 다른 진단 도구의 에너지에 근거해 결정을 내린다. 최고 수준의 기능 의학을 수행하는 의사는 대부분 근반응검사 전문가다.

에너지는 어디서 왔으며 어떻게 사용할 수 있을까? 사람들이 그것을 신, 양자물리학, 우주 지식, 성령 등 무엇이라고 대답하든 대다수 사람은 더 차원 높은 힘을 믿는다. 내 믿음은 성령에 있으며 우리는 단순히 신에게 진리를 구한다. 결론은 웨버 박사의 시스템으로 환자에게 좀더 정확한 치료 계획을 제공해 99%가 최적의 건강을 달성했다는 것이다.

우리는 현재 혈액 화학 분야와 감염성 질병 감지, 고해상도 영상 분야에서 놀라운 기술을 보유하고 있다. 하지만 대부분 진단 테스트는 비용이 많이 들고 영상 촬영 때 나오는 방사선은 해로울 수 있다. 또 절대적인 테스트 방법은 없다. 근반응검사의 장점은 돈이 들지 않고 방사선에 노출되지 않는다는 것이다. 근반응검사를 마스터하는 방법은 질문을 잘하고, 해석을 올바르게 하고, 발견한 것을 토대로 계획을 잘 짜는 것이다.

근반응검사는 의료인만을 위한 것이 아니다. 내 병원 직원들과 환자들 중 많은 사람이 웨버 박사가 제공하는 과정을 수강했다. 일단 능숙해지면 일상생활의 모든 영역에서 근반응검사를 사용할 수 있다.

나는 근반응검사 없이는 음식과 음료를 사거나 먹지 않는다. 모든 피부 제품과 헤어 제품에 잠재적 독성을 확인하는 근반응검사를 한다. 주변의 곰팡이 독성과 전자기장의 해로움에 대한 근반응검사를 한다.

나는 몇 년 동안 근반응검사를 한 뒤 내 직관이 크게 향상되었음을 알게 되었다. 그냥 마음속으로 진실이 무엇인지 알 수 있다. 다른 사람들의 에너지와 감정을 더 잘 포착해 그들을 돕게 되었다. 현대 세계의 놀라운 기술은 때때로 삶을 혼란스럽게 하고 우리는 여기에 압도될 수 있다. 웨버 박사의 방법은 보편적 지식과 이해를 활용하므로 개개인이 건강을 더 잘 관리하도록 해준다. 나는 올바른 길을 간다는 것을 알고 있기에 평화를 얻었다.

웨버 박사와 함께 일할 때 또 하나 이점은 다른 사람을 돕는데 동정심이 많은 사람과 함께 있다는 것이다. 웨버 박사는 전인적 치유를 다룬 책을 끊임없이 읽는다. 또 긍정적 에너지와 타인에 대한 사랑으로 사무실에서 최고 치어리더가 된다. 기분이 안 좋은 그를 본 적이 없다. 그의 긍정적 에너지는 주변에 퍼져 모두를 즐겁게 만든다. 그의 문은 사람들이 삶에서 겪는 문제를 해결하는 데 도움이 되도록 항상 열려 있다.

클리프 페터스, M.D.

머리말

이 책은 자신의 건강과 사랑하는 사람의 건강을 관리하도록 힘을 실어줄 뿐 아니라 건강관리에서 선택의 자유를 준다. 우리는 널리 사용되지만 실패한 '의료'시스템에 들어가도록 강요받을 필요가 없다. 이제 접근 방식을 선택할 수 있는데, 더 자연적인 방식을 선택할 수도 있고 둘 다 선택할 수도 있다. 무엇을 선택할지는 우리에게 달렸다. 더는 필요에 따라 현재 의료시스템을 강요받지 않아도 된다. 자연적 접근 방식이라는 또 다른 옵션을 가지고 있다. 그것은 강력한 힘을 가지고 있다.

이 책에서는 의료계가 제공하지 못하는 건강문제에 대한 답을 얻을 수 있다. 다이어트나 어떤 허브가 효과가 있는지 논의하지 않는 대신 내가 몇 년 동안 사용해 수천 명의 건강을 개선하는 데 도움이 된 검증된 시스템을 단계별로 제공한다. '스스로 치유할 수 있는' 건강에 대한 답을 찾는 도구와 정보를 제공한다. 믿음을 가지고 안전지대에서 벗어나 새로운 것을 시도하고 이 프로그램을 삶에 적용하면 된다. 그러면 우리 몸은 절로 우리를 사랑할 것이다.

건강은 가장 소중한 자산이다. 몸은 신이 만든 성전이다. 이 성전을 인간적으로 가장 강력하고 활력 있도록 유지하는 것이 우리 책임이자 과제다. 이제 더는 우리를 사람이 아닌 보험상 숫자로만 보는 시스템에 우리 건강을 맡길 필요가 없다. 선택만 하면 더 건강한 미래를 보장하는 수단이 우리 손안에 있다. 우리는 운전석에 앉아 있다. 그것은 어떤 정보와 같다. 노력하는 만큼 효과가 좋아진다. 시간과 노력을 들여 이 시스템을 읽고 학습하고 적용해보라. 투자할 가치가 충분하니 자기 자신에게 투자하라. 그러면 항상 가장 높은 이익을 가져다줄 것이다.

나보다 내 몸을 더 잘 아는 사람은 없다. 아무도 내 기분을 알지 못한다. 내 건강에 아무도 목숨을 걸지 않는다. 그것은 내 삶이고 내 건강일 뿐이다. 건강을 위해 뭔가를 해보라. 새로운 다이어트나 알약이 아니라 쉬운 근반응검사 기술과 검증된 건강관리 시스템으로 나 자신은 물론 사랑하는 사람들을 건강하게 유지하는 방법을 배워보자. 그것을 바로 이 책을 통해 할 수 있다.

> "우리가 헌법에 의료의 자유를 넣지 않는 한 의학이 비밀 독재 조직이 될 때가 올 것이다. 치유의 기술을 한 부류의 남성으로 제한하고 다른 부류와 동등함을 부인하는 것은 의학의 바스티유감옥이 될 것이다. 그러한 모든 법률은 비미국적이고 전제적이며 공화국에서 설 자리가 없다. 공화국 헌법은 종교의 자유는 물론 의료의 자유도 권리로 만들어야 한다."
>
> – 벤저민 러시(미국 독립선언서 서명자이자 조지 워싱턴의 의사)

이제 때가 왔다….

"건강이 없으면

지혜가 드러나지 않고,

예술이 나타날 수 없고,

힘이 없어 싸울 수 없고,

재물이 무용지물이 되고,

지성이 발휘될 수 없다."

– 헤로필로스(그리스 의학자, 해부학의 아버지)

차례

3장 3단계 고급

1장

1단계

초급

이 책이 당신과 당신 가족에게 건강을 지키는 데

도움이 되는 정보를 제공할 수 있다고 믿는다.

이 책에서는 건강을 더 잘 조절하기 위해

사용할 수 있는 검증된 시스템을 제공하고

아플 때 최고의 선택을 하도록 정보를 준다.

1 이 책이 당신 건강을 구한다

사실을 직시해보자. 나라는 병들어 있고 더는 '자유로운 자의 땅, 용감한 자의 고향'이 아니다. 이곳은 이제 '중독자들의 땅이자 제약회사 카르텔의 본고장'이다. 진실은 대다수가 처방약을 사용한다는 것이다.

메이오클리닉의 연구에 따르면 미국인 가운데 20%가 최소 다섯 가지 약을 먹는다고 한다Zhong et al., 2013. 또 미국인 가운데 50%가 최소 두 가지 약을 먹으며 70%가 처방된 약을 최소한 한 가지 사용한다.

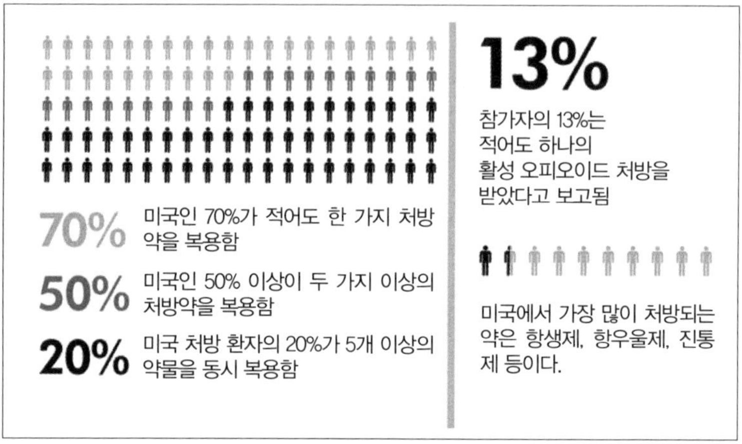
70% 미국인 70%가 적어도 한 가지 처방약을 복용함
50% 미국인 50% 이상이 두 가지 이상의 처방약을 복용함
20% 미국 처방 환자의 20%가 5개 이상의 약물을 동시 복용함
13%
참가자의 13%는 적어도 하나의 활성 오피오이드 처방을 받았다고 보고됨
미국에서 가장 많이 처방되는 약은 항생제, 항우울제, 진통제 등이다.

약과 함께 사는 사람들

국민 대다수가 하루 생활을 하려고 약물을 사용해야 하는 상황에서 국가가 강력하고 자립적으로 될 수는 없다. 부모가 매일 처방된 약을 먹으면서 아이들에게는 약물을 멀리하라고 한다. 생명을 유지하려고 매일 약을 먹어야 한다면 그 약이 처방받은 것이라 해도 그 사람은 자유롭지 않다. 그런 사람들은 살고는 있지만 건강해지지는 않는다.

여기에 동의하지 않고 약은 절대적으로 필요하다고 주장해도 이해한다. 이들이 틀린 건 아니다. 이들은 남은 삶 동안 약을 더 많이 사용할 것이다. 두려움, 욕망 부족, 불신감에 건강

회복을 거부하고 이런 '목발'에 의존하면서 치유될 수 있다고 믿지 않는다.

어떤 사람들은 심한 불균형과 병 때문에 약물을 반드시 사용해야 한다. 고통에서 벗어나 살아가도록 도움을 주는 이 약들이 있음을 신에게 감사드린다. 그러나 확실하게 해야 한다. 이러한 유형의 약물은 결코 몸을 더 건강하게 만들 수 없다. 진정으로 건강한 삶을 살려면 자연적인 길을 선택해야 한다.

어떤 사람이 직감을 사용하는 방법을 설명하는 시연에 참석한 적이 있다. 한 사람이 "약물이 당신의 직관력에 영향을 줍니까?"라고 물으니까 연설자는 "아니요"라고 대답했다. 그 말에 놀란 나는 퉁명스럽게 "그건 사실이 아니에요"라고 했다.

나는 그 말을 하자마자 갑상샘갑상선약이나 혈압약을 끊을 수 없다고 믿는 옆자리의 한 여성에게서 질문을 받았다. 그녀 말에 동의하며 "합성약물이 몸의 직감 능력에 영향을 미치지 않는다는 말을 믿지 않는다는 것뿐입니다"라고 덧붙였다. 나는 약물을 포함한 모든 합성물질이 신체에 부정적 영향을 미친다고 절대적으로 믿는다.

약물은 몸에 어떤 영향을 줄까

약물이 몸에 부정적인 영향을 미치지 않는다고 누가 믿겠는가? 약물은 절대적으로 부정적인 영향을 미친다. 감각을 마비시키고 수용체를 차단하는 등 몸의 모든 기능에 영향을 준다. 내 말을 못 믿겠다면 텔레비전 광고를 보라. 멋진 약물의 부작용을 빠르게 말하는 배경의 목소리를 들어보라. 그 속에서 행복해 보이는 부부가 다시 30대가 된 것처럼 해바라기밭을 거닐며 즐겁게 지내는 모습이 보기 좋다. 어쩌면 너무 좋을 수도 있다.

나는 꼭 필요하다면 의학적 치료, 약, 수술까지도 확실히 믿는다. 이 의료 옵션이 수백만 명의 생명을 구했다는 것은 진실이다. 약을 주신 신에게 감사한다. 그러나 이것이 건강문제의 '근본 원인'을 치료하지는 않는다. 처방약은 평생 약에 의존하게 만들고 약값은 점점 더 비싸진다. 약물은 우리를 희생자로 만든다. '의사가 지시한 대로 이 약을 복용하는 것 외에는 할 수 있는 것이 없다'고 생각한다.

사실 우리 사회는 점점 더 아프고, 비만해지고, 스트레스받고, 우울해지고 있다. 처방약이나 의학적 치료에 따른 사망은

암과 심장병에 이어 세 번째로 큰 사망 원인이며 미국에서는 해마다 10만 명 이상이 사망한다. 자살률이 높아지고 거리에서 더 많은 살인이 일어난다. 우리 사회는 근본 원인을 해결하지 못하는 약에 중독되었는데, 그 약은 과도하게 사용되고 과잉 처방될 뿐 아니라 유해하다.

나는 어머니가 의사가 과도하게 처방한 약을 매일 먹다가 돌아가셨다고 믿는다. 어머니는 혈전증 치료에 쓰이는 와파린warfarin, 혈액을 묽게 만드는 쿠마딘Coumadin과 다른 약 여덟 가지를 함께 복용하셨다. 슬픈 사실은 수백만 명이 건강관리라는 이름으로 독극물을 처방받는다는 것이다. 어머니는 혈액이 너무 묽은지 확인하려고 매주 의사에게 가야 했다.

크리스마스 연휴에 아내가 그린 샐러드를 만들어 어머니에게 드렸다. 어머니는 다음 주 의사를 만나러 갈 때까지 그것을 정말 맛있게 드셨다. 그런데 검사를 마친 의사는 놀라서 어머니에게 무엇을 바꿨는지 물었다. 어머니는 며느리가 그린 샐러드를 어떻게 만들어 주었는지 얘기하고 그것을 전부 먹었다고 했다. 의사는 "당신은 채소를 먹으면 안 됩니다. 채소는 피를 너무 묽게 만들어요! 혈액검사로 증명된 그대로예요"라고 소리쳤다.

어머니는 의사가 채소는 피를 너무 묽게 만들기 때문에 먹으면 안 된다고 말했다고 들려주었다. 그때 의사에게 "그럼 매일 채소를 먹고 쿠마딘을 먹지 않는 게 어때요?"라고 물었어야 했다. 어머니가 들려준 이야기가 이 책을 쓰도록 동기를 부여했다. 어머니는 진지하게 "의사가 약은 끊을 수 없다고 했어. 그렇게 하면 죽을 수도 있대"라고 하셨다. 나는 약 때문에 어머니가 돌아가셨다고 믿는다.

뇌졸중을 앓던 장인어른도 많은 약물을 복용하셨다. 재향군인회와 보험회사 간 문제로 복용하던 약 중 하나가 값이 더 싼 제네릭으로 변경되었는데 장인어른은 바뀐 새 약을 먹은 첫날 주무시다가 돌아가셨다.

딸 레슬리는 생후 6개월에 첫 예방 접종 직후 열이 나고 경련이 있었다. 당연히 아이를 다시 의사에게 데려갔고, 소아과 의사는 9년 동안이나 먹어야 하는 간질성 진정제를 처방했다! 어떤 검사도 하지 않은 채 간질이라 단정하고 9년이나 먹어야 하는 해로운 약을 처방한 것이다. 아내 앤과 나는 그런 터무니없는 제안에 "아니요"라고 말한 뒤 아이를 데리고 나왔고, 다시는 그 병원을 가지 않았다.

3일 뒤 아동보호국에서 나온 한 여성이 우리 집 문을 두드렸다. 우리가 '부적절한 부모'로 기관에 신고된 것이었다. 이 '전문가'의 의견을 무조건 따르지 않았기 때문에 우리는 순식간에 나쁜 부모가 되었다. 우리는 단지 아기를 보호하려고 했을 뿐인데 말이다.

그녀에게 아이를 해치려는 것이 아니라고 설명하고 이 문제에 대한 자연적 접근법 같은 더 나은 답이 있다고 했다. 또 추가 검사 없이는 우리 아이가 간질이라는 진단을 믿을 수 없다고 덧붙였다. 의사는 간질이라고 단정하고는 아이가 발달하는 시기에 해로운 약물을 처방했다. 우리는 그녀에게 해답을 찾겠다고 약속했고, 그렇게 했다. 이 경험 덕분에 앤과 나는 자연건강법과 치유를 위한 평생의 여행을 시작하게 되었다.

이 결정 덕분에 지금 레슬리는 행복한 40대로 사랑하는 남편, 반려동물 네 마리와 함께 살고 있다. 만약 그때 의사 말을 듣고 그대로 따랐다면 어떻게 되었을까?

몇 년 후 다른 시나리오를 보게 되었다. 레슬리 또래 여성을 만났는데, 어머니와 함께 있는 그녀는 정신장애가 있는 것이 분명했다. 이야기를 나누면서 '데자뷔'를 느꼈다. 그녀 어머니는 딸이 첫 유아 주사를 맞은 후 열이 나고 경련을 일으켰다고 했다. 의사는 레슬리에게 주고자 했던 것과 똑같은 약을 처방했다. 그 진정제 때문에 이 젊은 여성은 평생 정신적 장애를 얻었다. 그 어머니는 "우리는 더 잘 알지 못했다. 우리가 옳다고 생각한 것을 했다. 우리는 의사를 믿었다"라며 울부짖었다.

이들은 이 책을 쓰도록 동기를 부여한 개인적 이야기 중 일부일 뿐이다. 이 책이 한 사람의 건강을 지키는 데 도움이 된다면 그것으로 성공한 것이다. 당신과 당신 가족이 이런 상황을 겪지 않도록 필요한 정보를 제공할 수 있다고 믿는다. 이 책에서는 건강을 더 잘 조절하기 위해 사용할 수 있는 검증된 시스템을 제공하고 아플 때 최고의 선택을 하도록 정보를 준다.

2 아플 때 무엇을 할 것인가

건강한 몸이 곧 재산이다. 아무도 이것에 반론을 제기하지 못할 것이다. 사람들은 대부분 축복받으며 건강하게 태어난다. 넘치는 에너지와 추진력을 가지고 성장하며 어떤 형태의 건강 위기가 발생할 때까지 무적이라고 느낀다. 건강이 사라질 때까지는 건강한 것을 당연한 일이라고 여긴다. 그러나 건강을 잃으면 모든 것을 잃게 된다. 꿈꾸며 가치 있는 삶을 즐길 능력을 잃어버린다. 이는 좌절, 고통, 질병의 악순환을 불러오는 정서적·재정적 스트레스를 유발한다. 질병은 신이 나를 위해 계획한 삶을 사는 것을 방해한다.

우리는 살아가면서 아프게 되는데, 가벼운 기침이든 생명을 위협하는 질병이든 더 나아지기 위해 무엇을 할지 판단해야 할 때 사람들에게 분명한 선택은 의사와 진료 약속을 잡거나,

응급실에 가거나, 응급치료를 받는 것이다.

그러나 이를 최적의 건강을 위한 최선의 선택이라고 할 수 있을까? 그렇다고 생각하지 않는다. 건강 위기에 내리는 선택이 평생 건강에 부정적 영향을 미칠 수 있다. 건강에 대해 그때 알았다면 하지 않았을 선택을 했던 많은 환자와 이야기를 나눈 결과다.

진료는 의사에게?

근면하고 헌신적인 의료 전문가에게 존경을 표해야 하느냐고 물으면 대답은 "아니요"다. 이 대답은 당신에게 충격적일 뿐 아니라 프로그래밍된 믿음에 어긋날 수 있다. 왜 이런 생각이 당신과 당신 가족에게 최적의 건강을 위한 최선의 방법이 아닐 수 있는지 설명하겠다.

사람들이 대부분 의존하는 현대 의료시스템은 '건강관리 시스템health care system'에 따라 설계되지 않았다. 세균에 오염되거나 질병에 걸렸을 때 박멸하는 데 초점을 둔 '병 관리 시스템sick care system'일 뿐이다. 우리는 지금 최고의 병 관리 시스템을 보유하고 있으며, 응급의료 또한 탁월해서 매일 많은 생명을 구하고 있다.

이 전문가들은 훈련받은 일을 잘 수행하지만 이런 훌륭하고도 필요한 서비스는 어느 것도 '건강관리 서비스health care service'에 해당하지 않는다. 하지만 나를 오해하지 말기 바란다. 내게 응급 상황이 생기면 돈이 허용하는 가능한 한 최고 의사에게 데려가 달라.

그러나 다른 모든 경미한 통증에 대해 의사는 합리적인 답을 가지고 있지 않다. 의학적 응급 상황일 때는 약물과 수술이 생명을 구하는 답이다. 그러나 이 두 방법으로는 몸을 치유할 수 없다. 그렇다! 이런 방법은 잠시 통증을 없앨 뿐 고통의 근본 원인은 결코 다루지 않는다. 보디 밸런스 힐링 시스템만 그것을 할 수 있다.

진정으로 활기찬 건강을 원한다면 자연건강을 배워야 한다. 도움을 요청하는 몸의 외침을 '읽는' 방법을 배워야 한다. 그것은 기적적인 제품에 관한 것이 아니다. 집에서 배워 사용할 수 있는 간단한 건강관리 시스템에 관한 것이다.

이 접근 방식은 의사의 지시를 따르는 것만큼 쉽지 않을 수 있다. 보험은 대부분 자연건강제품에 비용을 대지 않기 때문에 비용이 더 많이 들 것이다. 그러나 투자하지 않고 기존의 길을 따라가기로 결심한다면 미래는 암울할 것이다. 사람이 장기간 약물을 사용하는 것은 좋은 모양새가 아니다. 시간이 지남에 따라 모든 부작용은 몸에 부담을 주고 직접 영향을 주게 된다.

잠시 시간을 내어 지역 요양원을 방문해보자. 사람들이 어떻게 걷는가? 기분이 어떤지 물어보자. 에너지가 있는가? 건강한가? 가까운 장래에 그들처럼 되고 싶은가? 아프고, 뚱뚱하고, 지치고, 불행하고, 절뚝거리고, 몸과 뇌가 쇠퇴하는 징후를 보이는 사람들처럼 말이다. 이 고통받는 영혼은 대부분 약을 먹는다. 뭔가 잘못되었다.

이들과 같은 결과를 얻으려 한다면 약이 늘어선 길을 따라 그들이 이끄는 대로 가면 된다. 그렇게 하는 것은 간단하며 보험이 그 비용을 대부분 지불한다. 하지만 나이와 관계없이 건강한 삶을 살고 싶다면 자연건강법이 유일한 선택이다.

약을 먹으라고 강요받는 아이들

지금 역사상 그 어느 때보다 많은 성인이 약을 먹는다. 더 많은 아이가 초등학교를 졸업하기 전에 약을 먹으라고 강요받는다. 그들은 합법적인 약물이든 불법적인 약물이든 간에 고쳐야 한다는 습관을 빠르게 만들고 있다. 우리는 처방약과 불법 과다 복용으로 인한 죽음을 최악으로 겪고 있으며 그 수는 해마다 늘고 있다. 중독성 약물로 더 많은 가족이 이별하고 있다. 모든 가족이 어떤 식으로든 부정적 영향을 받고 있다. 무엇인가 제대로 작동하지 않고 있다.

이 사람들처럼 되지 마라. 절망과 질병의 길로 가는 사람들을 따라가지 마라. 그러려면 더 많은 정보를 얻어야 한다. 몸을 건강하게 유지하는 방법을 배워라. 다른 사람이 건강하게 해줄 거라고 기대하지 마라. 건강해지는 것은 자기 책임이다. 의사들은 위기에 처한 당신을 도우려고 존재한다. 당신의 목표는 몸이 균형을 잃지 않게 해서 질병에 걸리지 않도록 하는 것이다. 질병disease은 몸이 불편한dis-ease 것이다. 몸이 불편하다는 것은 편안함이 없거나 과도한 스트레스를 받는 것이다.

다양한 상황에서 발생하는 스트레스가 경미한 증상을 많이 유발하는데, 몸은 큰 병이 생기기 전에 주의를 끌려고 노력한다. 이때 근반응검사 방법을 알면 이런 작은 문제가 크고 무서운 문제로 바뀌기 전에 해결할 수 있다. 당신에게 그런 일이 일어나지 않도록 하라.

근반응검사 방법을 모르면 정신없이 바쁘게 돌아가는 의료 치료를 받느라 시간과 비용을 허비하고 좌절을 겪게 된다. 그 대신 간단한 근반응검사 기술과 지식을 배우면 모든 증상의 근본 원인을 찾아 자연요법으로 바로잡을 수 있다. 이 방법을 적용하면 부작용이 없다. 어떤 것이 당신에게 더 의미가 있는가?

생각을 바꿔야 한다

건강을 더 잘 관리하려면 현재 의료계, 미국식품의약국FDA, 제약 카르텔에 대한 믿음 체계를 바꿔야 한다. 나 자신과 가족을 더 잘 돌보도록 힘을 실어주지 않는 현재의 믿음은 바꿔야 한다. 스스로 희생자라고 느끼게 하는 모든 믿음은 진짜 건강해지려면 바꿔야 한다. 믿음이 바뀌려면 생각이 바뀌어야 한다. 건강에 대한 새로운 관점을 얻으려면 더 많은 지식이 필요하다. 또 이 전문화된 지식을 사용할 검증된 방법도 필요하다.

이 책의 목표와 목적은 당신에게 건강을 더 잘 관리하도록 힘을 실어주는 것이다. 이 책에서는 먹는 법, 운동하는 법, 최신 유행 다이어트를 알려주지 않는다. 우리가 배워서 사랑하는 사람을 건강하게 만드는 데 필요한 검증되고 사용 가능한 자연건강관리 시스템을 나누고자 한다.

나는 환자 수천 명이 보디 밸런스 힐링 시스템Body Balance Healing System을 사용하여 건강상 문제를 해결하도록 돕고 있다. 누구나 시도해보면 도움이 될 거라고 확신한다. 이 정보를 받을 준비가 되고, 기꺼이 받아들이기를 바라며, 건강을 위해 이 시스템을 사용하기를 바란다. 진정한 치유는 당신 손에 달려 있다. 당신은 건강할 자격이 있다. 이 책은 진짜 치유 여정을 시작하게 해준다. 즐겁게 시작해보자.

해답은 언제나 있다

정말로 몸이 스스로 치유한다고 믿는가? 이 중요한 질문을 자신에게 하고 몸을 느껴본다. 부정적인 충동, 생각, 반응을 인지해본다. 조금이라도 주저한다면 몸이 스스로 얼마나 잘 치유하는지 다음 예를 읽어보라. 이미 근반응검사를 하고 있다면 "나는 몸이 스스로 치유한다고 믿는다"라고 말해본다. 그리고 근반응검사를 해서 확실히 믿는지 확인해본다. 근반응검사 결과가 약하게 나오면 의식적이든 무의식적이든 그런 일이 일어날 거라는 사실을 믿지 않는다는 것을 의미한다.

말로만 하는 것이 아니라 마음과 영혼을 다해 치유할 수 있다고 믿어야 한다. 조금이라도 의심이 든다면 치유를 방해할 것이다.

몸에는 타고난 치유능력이 있다. 내가 엄지손가락을 심하게 베었던 것이 그 좋은 예다. 사람들은 대부분 응급실로 달려가거나 긴급 치료를 받아 바늘로 꿰매는데 나는 그렇게 하지 않았다. 상처를 닦아내고 콜로이드 실버colloidal silver 용액을 부은 뒤 알로에 베라를 바르고 피부를 다시 붙인 다음 붕대를 감고 신에게 감사드렸다. 나는 다 나을 때까지 매일 같은 단계를 반복했다. 별 탈 없이 완벽하게 아물어서 지금은 어떤 엄지손가락을 다쳤는지 아무도 알아채지 못한다.

아내는 끓는 물을 두 번이나 엎질러 큰 물집이 생기고 몹시 아파했다. 두 번 다 같은 프로토콜을 썼고 몸은 모두 스스로 치유하였다. 이런 끔찍한 사고가 일어났다는 증거가 남아 있지 않다. 그렇다! 몸은 치유를 원하고 스스로 치유할 수 있는데 이것은 신이 의도한 몸의 기능이다. 당신이 알아야 하는 것은 치유를 도우려고 무엇인가 해야 한다는 것이다.

우리는 몸을 치유하는 방법을 배운 적이 없다. 우리는 항상 '똑똑한' 의사에게 의존하도록 프로그래밍되어 있다. 의사들도 학교에 다녔지만 사실 의사는 치료하지 않는다. 약이 치료하지 않는다. 허브가 치유하지 않는다. 우리 임무는 긍정적이고 차원 높은 생각을 하며 치유하는 몸에 올바른 영양소를 공급하고 독소를 제거해 몸이 지닌 마술과 같은 힘이 기적을 행하게 하는 것이다.

몸에 증상이 나타나면 무엇을 해야 하는지 정확히 알아야 한다. 이것이 의사에게 가야 하는 이유다. 처음에는 무엇이 잘못되었는지, 무엇을 해야 하는지 모른다. 이 책이 그것을 가르쳐준다. 이 책은 당신이 물어보았지만 아직 답을 얻지 못한 많은 질문에 답을 준다. 이 지식은 일상적인 건강문제를 더 잘 관리하는 데 도움이 된다.

건강문제의 근본 원인을 찾는 체계적인 계획과 결합된 근반응검사 기술을 배우면 활기차고 건강한 삶을 영위할 수 있다. 자기 건강에 스스로 책임져라. 건강이 나쁘다고 그 누구도 그 무엇도 탓하지 마라.

건강해지는 것은 전적으로 내게 달렸음을 알아야 한다. "그렇게 될 거라면 그것은 나한테 달려 있다"라는 속담이 있는데, 이는 진실이다. 자신에게 힘을 실어주고 스스로 행동하며 이 지식을 믿고 적용해보라. 행동은 결과를 낳으며, 그것이 더 건강해지는 방법이다. 치유하는 데 적극적인 역할을 하라. 의사가 당신 고통을 치료할 마법의 총알을 가지고 있기를 기대하며 무기력한 희생자로 의사에게 가지 마라.

건강을 배우는 학생이 되자. 가능한 한 오랫동안 몸을 건강하게 유지하기 위해 할 수 있는 모든 것을 배우자. "나는 환자에게는 인내심이 없지만 몸을 건강하게 유지하는 방법을 배우고 싶어 하는 학생을 위한 시간은 항상 있다." 학생이 되고 싶다면 계속 책을 읽고 자연건강과 근반응검사의 세계로 들어가라.

치유를 배우는 첫 단계는 에너지 개념을 이해하는 것이다. 나는 에너지에 관한 책을 처음 읽었던 때를 기억한다. '에너지'라는 제목의 작고 노란 책이 이 보이지 않는 힘에 대해 평생 배우게 만들 줄은 꿈에도 몰랐다.

3 모든 것은 에너지다

"우주(또는 몸)의 비밀을 찾고 싶다면 에너지, 진동수, 진동의 관점에서 생각하라."

– 니콜라 테슬라(세르비아계 미국인, 전기공학자 · 과학자 · 발명가)

"빛이 있게 하라." 창세기의 이 문구가 모든 것을 말해준다. 빛은 에너지이며 우주에서 가장 높은 진동수다. "에너지가 있게 하라." 왜 그럴까? 에너지는 생명이기 때문이다. "생명이 있게 하라." 에너지가 없으면 생명도 없기 때문이다. 생명력몸의 에너지이 풍부할 때 이 에너지는 몸 전체에 완벽하게 흐른다. 이 상태에서 몸은 활력, 열정, 기쁨, 건강을 보인다. 신은 우리가 풍요롭고 행복하고 건강하게 살도록 설계했다.

에너지 개념을 이해하고 몸을 건강하게 유지하는 것이 어떤 연관이 있는지 이해하는 게 매우 중요하다. 그러나 일부 근본주의 기독교인은 '에너지'라는 단어가 뉴에이지와 연관되어 있다고 믿는다. 에너지는 어디에나 있으며 모든 것이 에너지다. 에너지는 뉴에이지만의 것이 아니다. 모든 종교에 있는 모든 것이다. 이해해야 할 중요한 단어를 두려워하는 것은 종교가 완벽하게 부정적으로 프로그래밍했기 때문이다.

왜 처방약은 몸을 치유할 수 없나

생명 에너지가 막혀 몸에서 흐르지 않을 때 몸은 스트레스에 반응하여 피로, 통증, 불면증, 두통과 같은 신체적 증상을 일으킨다. 당신이 경험하는 모든 증상은 그것이 아무리 작더라도 당신에게 도와달라고 요청하려는 것이다. 한 가지 좋은 소식은 몸은 결코 거짓말을 하지 않는다는 것이다. 몸은 거짓말을 할 수 없다. 몸이 항상 하는 일은 항상성이라는 자연적인 균형으로 돌아가려는 것이다.

도움을 바라는 이 요청에 많은 사람은 일종의 속효성 진통제로 메신저를 죽여 버린다. 때때로 이 단계가 필요하지만 문제를 해결하는 것이 아니라 단지 감출 뿐이다. 모든 처방약은 수용체를 차단하거나 몸의 기능을 늦추거나 빨라지게 할 뿐이다. 처방약은 건강문제의 근본 원인을 절대로 치료할 수 없다.

왜 처방약은 몸을 치유할 수 없는가? 거기에 대한 답을 얻으려면 에너지를 이해해야 한다. 모든 처방약은 사람이 만들었지 자연적인 것이 아니다. 이것이 합성약물을 정의한다. 신약에 대한 특허를 받으려면 해당 제품만의 고유한 요소가 있어야 한다. 순수한 천연 영양소는 특허를 받을 수 없으므로 제약회사는 분자 수준에서 화학적으로 변화시켜 자신들의 브랜드가 독점적으로 되도록 한다.

분자 수준에서 변화되면 해당 물질의 진동수 또는 지문이 변형된다. 그 변화가 미세하거나 유익하더라도 세포는 똑똑해서 그것을 알고 부작용으로 반응한다. "난 이걸 좋아하지 않아요. 나와 같지 않아요"라고 몸이 직접 말하는 것이다. 몸이 천연보충제에 좋지 않은 반응을 보이는 일은 거의 없다. 사람이 천연보충제나 음식에 좋지 않은 반응을 하는 것은 일반적으로 몸이 불균형 상태에 있는 경우이다.

몸을 치유하려면 100% 천연, 유기농, 허브 보충제를 섭취해야 한다. 몸과 동일한 진동수로 진동하는 보충제와 음식이어야 한다. 근반응검사에서 음식이나 보충제가 근육을 강하게 만드는 것이면 몸에 좋은 것이다. 끌어당김의 법칙은 '같은 것끼리 끌어당긴다'는 것을 말한다. 말 그대로 외부의 합성 진동을 몸을 치유하는 자연의 전인적 진동이 되도록 하는 것은 불가능하다.

근반응검사 프로그램은 몸에 잘 맞는 보충제와 최고 역할을 할 음식을 찾아주는 완벽한 도구다. 우리는 모두 각자 필요한 것이 다르다. 어떤 사람에게는 좋은 것이 다른 사람에게는 끔찍한 것일 수 있다. 근반응검사는 자신에게 가장 적합한 것이 무엇인지 확인하는 가장 좋은 방법이다. 그럼 근반응검사는 어떻게 작용할까? 그것은 몸의 에너지 흐름을 테스트하는 것이다.

여기서 목표는 근반응검사를 꼭 배워 삶에 적용해보는 것이다. 의사에게 달려가 항생제를 받아오는 대신 근반응검사를 실행하여 감기나 사소한 건강문제를 해결할 수 있다. 약 대신 자연건강법을 사용할 때마다 생명 에너지가 증가한다.

아프거나 피곤하거나 통증이 있으면 생명력이 막혀 제대로 흐르지 못하지만 에너지**생명력**가 완벽하게 흐르면 기분이 좋다. 그만큼 건강해지는 것은 쉬운 일이다. 몸의 에너지 막힌 곳을 찾아서 자연스럽게 불균형을 바로잡기만 하면 된다. 그렇게 되면 조직은 생명력을 최적으로 회복하고, 완벽한 진동수를 유지하며, 최적의 건강을 나타낸다. 자연치유의 목표는 몸의 모든 시스템에서 모든 조직이 최적의 기능을 하는 것이다.

차단된 에너지 흐름을 찾는 방법

근반응검사는 차단된 에너지 흐름을 찾는 최고 진단 도구다. 의료전문가는 억압된 감정, 경락, 조직 또는 세포 차원과 같은 마이크로 수준을 검사하도록 훈련받지 않았다. 유능하고 지식이 풍부한 근반응검사자는 의학적 관점에서는 숨겨진 이 모든 영역을 평가할 수 있다. 이 프로그램을 배우면 평생 자신과 가족의 건강을 보장할 수 있다.

모든 에너지 문제는 보이지 않는 세계에서 시작되므로 의료계에서는 이를 이해하지 못한다. 그들의 좌뇌적 사고방식과 논리적 본성은 과학적으로 증명되어 만족할 때까지 그것을 사실이라고 믿지 않는다. 이 에너지를 '미묘한' 에너지라고 한다. 이 '검출할 수 없는' 에너지는 기존의 의료 장비로는 측정할 수 없다. 이 보이지 않는 에너지를 측정하는 좋은 방법 가운데 하나가 근반응검사다.

모든 질병은 이 미묘한 에너지장에서 시작된다. 눈에 보이지 않는 무선 전자파 또는 휴대전화 전자파 같은 전자기파EMF: electric and magnetic field 교란은 매일 우리에게 영향을 미치며, 생명력을 줄이고 있다. 잘못된 음식, 부정적 감정, 과도한 스트레스, 화학적 불균형, 환경 독소는 모두 미묘한 에너지가 흐르는 몸에 부정적 영향을 미친다. 생명력이 감소하면 육체는 서서히 질병을 향해 내려간다.

미묘한 보디subtle body, 눈에 보이지 않는 에너지 차원의 몸. 신비체神祕體라고도 함-옮긴이의 생명력이 올바른 생각, 좋은 음식과 감정, 좋은 환경으로 증가되면 몸 치유가 시작된다. 건강해지는지, 아프게 되는지는 어떻게 알 수 있을까? 기분이 어떤가, 즉 건강이 어떻게 될지는 기분으로 알 수 있다. 만약 원하는 일을 할 에너지가 충분하다면 잘하는 것이다. 하지만 기존에 있던 열의가 없어진다면? 에너지가 부족하거나, 동기가 부여되지 않거나, 성욕이 줄거나, 불행하다고 느끼거나, 아프다는 것은 에너지가 제대로 흐르지 않는다는 확실한 신호다.

이러한 에너지 불균형을 감지하는 도구 중 하나가 근반응검사다. 에너지 부족 증상을 겪고 있다면 이것이 당신에게 꼭 맞는 프로그램이다. 이제 이 문제들을 해결할 때다. 문제는 저절로 고쳐지지 않는다. 불균형의 근본 원인을 찾아 바로잡을 때까지 문제는 지속될 뿐 아니라 더 악화되므로 근반응검사의 기초를 배워 에너지를 테스트해야 한다.

이 간단한 프로그램으로 몸에서 에너지가 약한 곳을 찾을 수 있다. 테스트를 시작하기 전에 검사를 더 정확하게 하려면 모든 건강문제가 항상 육체적 이유로 발생하지는 않는다는 사실을 이해해야 한다. 근본 원인이 육체적·감정적·정신적·영적 차원 가운데 하나일 수 있다. 그리고 근반응검사만이 주원인과 2차 원인이 어느 단계에 있는지 판독할 수 있다.

치유의 4단계

진정한 치유를 이해하려면 눈에 보이는 것뿐만 아니라 보이지 않는 것도 알아야 한다. 육체적 문제일 때는 좀더 명백하다. 하지만 육체적이지 않고 명백하지 않다면 어떻게 될까? 육체적인 것이 아니라면 무엇일까? 이 질문들은 자연건강을 하는 사람들이 곰곰이 생각해야 하며 근반응검사는 이에 대한 답을 줄 수 있다. 육체적 영역 외에 또 다른 세 가지 차원의 치유가 있다. 이 영역들은 감정, 정신, 영적 단계로 서로 얽혀 있다. 이런 서로 다른 단계에서 치유의 중요성을 이해하기 위해 먼저 각 단계를 살펴보자.

치유의 네 단계

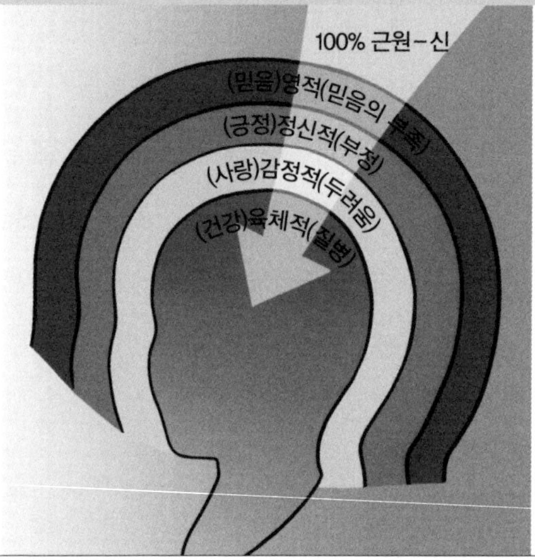

치유 에너지는 꼭대기에서 시작해(근원-신) 몸의 여러 층으로 흘러내린다. 모든 부정적 에너지 막힘인 부정적 감정, 잘못된 믿음과 생각은 몸의 치유능력을 감소시킨다.

감정적 치유는 육체 영역에 가장 가깝다. 갇혔거나 억압된 감정은 모든 질병과 관련이 있다. 이들 감정은 어린 시절의 부정적 경험의 잔재로 몸에 고착되어 몸이 더 느려지게 함으로써 약화되어 병이 된다. 이런 부정적 에너지의 낮은 진동수는 무의식 속에 있기에 어두운 마음속에 깊이 숨어 있다는 사실

조차 깨닫지 못한다.

부정적 에너지가 있는지 모른다고 해서 악영향이 멈추지는 않는다. 이들 에너지 테러리스트는 우리 삶을 파괴한다. 근반응검사는 무의식에 있는 부정적 감정을 찾아내 배출하게 해준다. 감정 치료 프로그램에 대한 자세한 내용은 '17. 감정 해소요법'을 참조하자.

많은 자연건강 전문가는 암의 가장 큰 원인이 억압되고 숨겨진 부정적 감정이라는 데 동의한다. 부정적 감정은 몸을 산성이 되게 한다. 사랑의 감정이나 두려움은 모든 세포에 반응을 일으킨다. 긍정의 감정인 사랑은 생명 에너지를 주어 세포를 치유한다. 부정적 감정인 두려움은 세포에 파멸의 메시지를 보낸다. 어떤 감정이 더 건강하게 만들겠는가? 아파서 병원에 갔을 때 감정적 원인은 논의하지 않는다.

의식과 무의식을 진정으로 치유하려면 해로운 감정을 처리하고 배출해야 한다. 좋은 소식은 이러한 에너지 교란은 제거할 수 있다는 것이다. 수년간의 부정적 쓰레기도 제거할 수 있고 과거의 떨거지에서도 벗어날 수 있다.

마음 단계의 치유는 감정 상태에 영향을 미친다. 믿는 것과 생각하는 방식에 따라 마음 영역이 만들어진다. 세상을 인식하는 방법, 믿는 것과 생각하는 방법이 감정을 조절한다. 성경에서는 "무릇 그 마음의 생각이 어떠하면 그의 사람됨도 그러하니" 잠언 23 : 7라고 한다.

모든 것은 생각에서 시작된다. 부정적이고 힘이 빠지게 하는 생각은 혼란을 일으키고 몸 전체 에너지를 낮추는데, 이것이 스트레스를 만들고 불균형을 초래해 결국 질병을 유발한다. 모든 긍정적이고 힘을 주는 생각이 건강한 마음, 몸, 영혼을 만든다. 자기 생각을 더 잘 인식해야 한다. 생각이 건강도 만들고 질병도 만든다. 정신 영역의 치유에 대한 자세한 내용은 또 다른 내 책《삶 되살리기Resurrecting Your Life》를 참조하라.

영적 치유는 가장 높은 차원으로 다른 모든 단계에 영향을 미친다. 치유와 관련해 영적 치유는 가장 심하게 왜곡되어 있다. 진정한 치유를 하려면 신의 개념에 대한 진실을 깨달아야 한다. 복수심에 불타는 초인적 인간, 일거수일투족을 감시하고 지옥으로 보내는 신에 대한 종교의 가르침은 완전히 잘못되었다. 신은 사랑이다. 사랑은 치유다. 두려움은 치유가 아니다. 종교가 아닌 영적 믿음과 태도가 풍요로운 건강에 매우 중요하다.

치유의 영적 관점의 중요성을 이해하는 것은 당신이 진정 누구인지 이해하는 것이다. 이는 치유 과정에서 가장 중요한 부분이지만 잘못된 종교적 훈련 때문에 전달하기가 제일 어렵다. 우리는 신 형상대로 만들어진 신의 창조물이다. 우리 몸은 기적을 행한다. 우리 몸은 신의 신전이다. 신은 외부의 그 어디에 있는 것이 아니다. 바로 우리 각자 내부에 있다. 이 창조의 에너지는 항상 어디에나 있다. 만약 그게 사실이고 그렇게 믿는다면 병이 위치하는 자리는 어디인가? 신은 '병들지 않는다'는 말을 기억하라.

몸의 에너지 흐름을 조절하는 신성의 지침이 있다. 모든 힐링 단계에서 부정적 에너지의 차단이 있는 곳에서는 그것으로 인해 특정 장기, 조직, 내분비샘내분비선으로 흐르는 생명 에너지가 막힌다.

큰 교회 목사인 존과 그의 아내가 나를 방문했다. 존의 아내가 남편 건강이 걱정되어 사무실로 데려온 것이다. 세 번째 만남에서 존이 화가 났다는 것을 알았다. 그에게 뭐가 잘못되었느냐고 물었더니 내가 자신을 낫게 하지 못했으니 나를 그만 볼 것이라고 했다. 나는 그가 나아지지 않았다는 데 동의했다. 그리고 이제 더 볼 일이 없기에 왜 나아지지 않는지 그 이유를 그에게 말했다.

먼저 치유의 4단계 그림을 보여주며 하나님과 관계가 어떤지 물었다. 목회자로서 경건한 남자에게는 쉬운 질문일 것 같았는데 그는 충격적인 대답을 했다. "나는 하나님에게 화가 난다. 하나님은 너무 많은 책임을 주었다." 그 말은 4단계 힐링의 -25%에 해당했다.

이 남자가 자존심이 얼마나 강할지 잠시 생각했지만 계속 질문했다. "긍정이라고 생각하나요, 부정이라고 생각하나요?" 강한 긍정의 반응이 나올 거라고 생각했지만 "80%와 -20%"라고 말하는 것을 듣고 "괜찮네요"라고 대답했다.

그러나 그는 즉시 내 잘못된 가정을 바로잡았다 "80% 부정적이요." 그리고 다시 -25%를 그의 4단계 힐링에서 감했다. 세 번째 질문에서 목사님에게 "느낌이 어때요? 평화스러운가요? 사랑과 두려움 중 어느 것에 초점을 맞추나요?"라고 물었다.

그는 "항상 두려움이에요"라고 재빠르게 소리쳤다. 그는 최소 23킬로그램은 과체중인 몸으로 내 앞에 앉아 있었다. 그는 자신이 성전이라 믿는 것을 전혀 돌보지 않았다.

이 종교적인 남성은 점수를 0% 기록했다. 그는 4단계 힐링 모두에서 불합격했으나 내가 자기를 건강하게 만드는 일을 하지 않았다는 듯 나를 탓했다. 그는 자기 건강에 대하여 어떤 책임도 지고 싶어 하지 않았다. 그는 참된 건강으로 가는 길을 찾고자 하는 열망과 의욕이 전혀 없었다.

가장 높은 진동인 흰빛 에너지는 우리가 신이라 부르는 전지전능한 존재다. 신은 순수한 사랑이자 에너지다. 잘못된 생각과 믿음이 없기 때문에 신은 아프지 않다. 신은 완전한 건강이다.

도표를 보고 마음속으로 신**건강의 풍부한 공급자**에서 이 순수한 치유 에너지가 일직선으로 나와 영적·정신적·감정적 영역을 통과해 몸에 다다른다고 상상한다. 해로운 종교적 신념, 부정적 생각, 두려움에 근거를 둔 감정, 영양 부족으로 유발된 어떠한 방해가 없다면 몸은 이 순수한 치유 에너지를 즉각 받아들인다. 그것은 천국 같을 것이다. 어떠한 고통도 느끼지 않을 것이다. 건강한 몸을 가지게 되며 치유될 것이다. 하지만….

사랑의 근원인 신에게서 나오는 이 아름다운 치유의 파동은 항상 우리에게로 흐른다. 그런데 이 치유 에너지가 부정적이며 거짓된 믿음으로 영적·정신적·감정적 단계에서 막히면 어떻게 될까? 이 혼란의 에너지는 힘이 빠지게 하는 믿음, 부정적 생각, 과거 프로그램, 삶의 경험이다. 방해하는 것이 많아 치유의 사랑 메시지를 몸이 받아들이지 못한다. 이 신성한 치유 에너지는 태양광선처럼 항상 거기에 있다. 부정적인 생각과 감정은 태양빛을 가리는 흐린 날씨와 같다.

모든 갇힌 감정이나 무력한 믿음은 이 에너지 흐름을 왜곡한다. 이 교란된 에너지는 각 단계를 통해 이동하고 육체는 '변형된' 에너지를 받는다. 이 '변형된' 에너지는 창조주가 몸으로 보낸 에너지가 아니다. 그것은 일식에서처럼 막혀 있다. 치유 에너지인 순수한 사랑의 에너지는 항상 빛나지만 마음의 필터를 거쳐 부정적 영향을 받으면 치유 에너지가 아닌 낮은 파동으로 변한다.

앞서 언급했듯이 근반응검사는 미묘한 에너지를 테스트하는 최고 도구 중 하나다. 4단계 힐링을 알면 근반응검사가 대부분 건강 상태의 근본 원인을 찾는 유일한 방법이라는 사실을 알게 된다. 근반응검사는 이런 보이지 않는 에너지 차원에서 정체된 에너지의 자기 파괴적 막힘을 찾아내며 그것을 에너지 힐링 테크닉을 사용하여 제거한다.

사회에서는 건강관리를 거꾸로 한다. 몸에 문제가 있으면 사람들은 대부분 의사를 방문하여 육체 차원의 검사만 한다. 그러나 치유의 4단계가 보여주듯이 몸에 나타난 결과는 테스트받는 육체에서 시작하는 것이 아니다. 병이나 완전한 건강은 모두 육체로 나타나기 훨씬 전 보이지 않는 영역에서 형성된다. 육체의 치료도 필요하지만 의료 장비로는 검사할 수 없으며 고려되지 않는 더 깊은 문제가 항상 있다. 진정으로 치유하려면 근반응검사를 해서 치유의 모든 단계를 테스트하는 방법을 배워야 한다.

4 근반응검사의 기술과 과학

"근반응검사를 못 하는 사람들이 안타까울 따름이다."

– 제임스 오버맨(프리시즌 허브 설립자)

근반응검사를 소개받은 날을 아직도 기억한다. 친구 중 한 명이 다단계 마케팅 회사의 리더였던 한 여성을 소개했다. 고객이 많은 바쁜 미용사인 그녀는 내가 판매그룹에 합류하기를 원했다. 이 여성이 그들 제품이 필요하다는 것을 증명하려고 나에게 근반응검사를 하기 전까지는 관심이 없었다. 처음에는 시연이 일종의 속임수라고 생각했다. 판매하는 제품보다 근반응검사가 더 궁금했다. 나는 그 여성이 근반응검사를 가르쳐 준다면 그룹에 합류하겠다고 흥정했다.

그 후 6개월 동안 나는 이 여성을 따라 다른 여러 모임에 참석해 기술을 보고 배웠고, 결국 그녀가 수많은 사람을 근반응 검사할 때 도와주게 되었다. 근반응검사 기술에 자신감이 생겼을 때 우리는 서로 갈 길을 가기로 했고, 나는 나만의 길을 가기 시작했다.

나는 먼저 아는 사람들부터 시작했다. 관심이 있는 모든 사람에게 무료로 근반응검사를 보여주었다. 이때 사람들에게 특정 제품이 필요한지 확인하려고 근반응검사를 실행했는데, 그것으로 내 근반응검사 경력이 시작되었다.

근반응검사와 보디 밸런스 힐링 시스템

지난 20년 동안 상황이 바뀌었다. 보디 밸런스 힐링 시스템 Body balance healing system, 몸 균형 치유 시스템은 이러한 근반응검사는 건강제품이 몸에 이로우면 팔은 강하게 유지된다는 가장 중요한 개념으로부터 만들어졌다. 선택한 보충제가 몸에 유익하지 않으면 팔이 약해진다. 태어날 때부터 내재된 지능이 무엇이 몸에 유익하고 해로운지 안다는 것을 배웠기에 나는 해부학에 대해 질문했다. 어떤 질문이든 할 수 있고 몸의 상위 지능이 "예" 또는 "아니요"라고 대답한다는 사실을 알게 되었다.

이 책에서 소개하는 보디 밸런스 힐링 시스템은 이제 혈액, 조직 또는 세포의 불균형을 찾아낼 수 있을 정도로 발전했다. 이러한 발견 중 많은 부분이 몇 년에 걸쳐 혈액검사로 확인되었으며, 무엇보다 중요한 것은 개인의 건강이 좋아진다는 사실이다.

근반응검사에 회의적인 사람도 있겠지만 그렇더라도 비난은 하지 않는다. 나도 처음 근반응검사를 받을 때는 아주 회의적이어서 일종의 속임수라고 확신했다. 그래서 그것이 사실인지 아닌지를 증명하려고 내가 할 수 있는 유일한 일을 했다. 그것은 바로 근반응검사를 배우는 일이었다. 직접 배우지 않고는 그 개념이나 기술을 완전히 이해할 수 없다.

많은 연습을 한 다음 자신감이 생겼을 뿐 아니라 완전히 빠져버렸다. '아하' 하는 순간이 되자 몸과 소통하고 무엇이든 배우게 되었다. 그것은 탐험해야 할 완전히 새롭고 무한한 세계였다. 물론 실수도 했지만 계속 배우면서 더 자신감을 갖게 되었다.

몇 년 뒤 한 여성 환자가 전화를 걸어 내가 보충제를 잘못 주었다고 불평했다. 그녀는 보충제를 어떻게 조사했는지 설명하며 제품 안내서에는 내가 사용하는 용도로 만들어졌다는 정보가 없다고 했다. 나는 그 말에 동의하며 혼란스러워하는 그녀에게 질문을 해도 되는지 물었다. "근반응검사를 하시나요?" 그녀는 놀란 듯 "아니요"라고 대답했다. 최대한 친절하지만 단호하게 "근반응검사를 하지 않으면 내가 하는 일을 이해할 수 없습니다"라고 말했다. 나는 이것이 모든 사람에게 해당한다고 믿는다.

인생을 바꾼 근반응검사

내 인생은 근반응검사 방법을 배우고 나서 바뀌었다. 가족이 모두 근반응검사의 효과를 보았다. 가족은 궁극의 진실에 연결되는 힘을 믿었다. 이번에는 우리 가족의 근반응검사에 대한 믿음을 나누려고 한다.

자연요법의사Naturopath Doctor이기도 한 아들 마이클은 가족을 위해 특별한 저녁식사를 준비했다. 그는 고구마 요리를 준비했는데, 음식을 먹기 직전에 메이플 시럽을 고구마에 끼얹기로 했다. 하지만 시럽에는 곰팡이가 가득했다. 다른 가족들에게는 식사가 엉망이 되었으나 마이클에게는 아니었다. 그는 고구마를 씻어서 곰팡이나 곰팡이 독소가 없는지 근반응검사를 했다. 그리고 고구마에 곰팡이가 없으며 안전하다고 알려주었다. 우리는 음식을 축복했고, 아무도 주저하지 않고 음식을 모두 먹었다! 이렇게 근반응검사를 믿고 생활에 적용했다.

나는 현재 카르멜의 건강과 웰빙 Health and Wellness of Carmel, www.hwofc.com에서 자연요법의사로 근반응검사를 한다. 오너인 클리프 페터스 박사는 나에게 진찰을 받고 자신의 사무실을 방문하는 환자들에게서 내 이름을 듣고 있었다. 나를 만나는 환자들이 점점 더 건강해지는 것을 알게 된 그는 내가 무엇을 하는지 직접 알아보기로 마음먹었다.

접수 담당자는 그날 저녁 마지막 환자가 페터스 박사라고 알려주었다. 그는 내가 근반응검사를 한 첫 번째 의사였다. 만남은 순조로웠고 몇 번 방문한 뒤 그는 나에게 "진짜네요"라고 말하더니 나더러 통합의료센터에 참여해달라고 요청했다. 그것은 마이너 리그에서 승격되어 메이저 리그 최고 팀 중 하나에서 함께 뛰는 것과 같았다.

센터 내 다른 의사들은 내 근반응검사 기술을 확신하지 않았다. 그들은 나를 엄밀히 조사하기로 마음먹었다. 두 의사가 700달러짜리 DNA 검사를 바로 마친 상태였다. 그리고 검사 결과를 손에 들고 근반응검사를 해도 같은 결과를 얻을 수 있느냐며 나에게 설명을 요청했다. 나는 DNA에 대해 전혀 모르는 상태에서 요청을 받아들였다.

그는 혈액검사 결과를 감추고 질문 25개를 던졌다. 나는 25개 카테고리에 대해 두 의사의 근반응검사를 시작했다. 각 카테고리에는 0%, 50%, 100% 세 가지 옵션이 있었다. 나는 차이점이 무엇인지 이해하지 못했지만 의사가 내 대답을 기록하면서 테스트를 계속했다. 검사를 마친 뒤 내 대답을 컴퓨터 결과와 비교했는데, 그는 믿기 힘들게도 내가 100% 맞혔다고 말했다!

내가 한 일을 전해들은 페터스는 내가 전체 직원 앞에서 자신의 DNA 검사를 하기를 원했다. 그래서 같은 검사를 했는데 점수가 95%로 나왔다. 의사들은 물론 환자들도 깊은 인상을 받았다. 근반응검사는 실재하는 것이다. 전문가뿐만 아니라 시간을 들여 학습하는 모든 사람이 사용할 수 있는 정확한 '진단 도구' 중 하나다.

근반응검사에 자신감을 갖기 바란다. 하고자 하는 사람은 이 소중한 '라이프 스타일' 도구를 배울 수 있다. 투자한 만큼 얻는다. 이해하지 못하더라도 걱정하지 말고 계속 연습하라. 자신이 가장 잘한다고 생각하는 기술을 찾아 마스터할 때까지 연습하라. 어디를 가든 연습하라. 게임하듯이 하고, 말하고, 테스트하라. 옆에 있는 차가 무슨 색이고 무슨 요일인지 같은 분명한 것을 말하고 근육이 강해지는지 테스트해보라. '예' 반응을 마스터하면 거짓인 것으로 바꾸어서 해본다. 옆에 있는 차 색깔을 잘못 말하거나 요일을 틀리게 말하고 거짓일 때 나타나는 근육의 느낌을 연습해보라.

자신과 다른 사람들에게 '할 수 없다'고 말하지 마라. 이 기술은 포기하기에는 가치가 정말 크다. 내 멘토인 제임스 오버맨 박사는 "근반응검사를 할 수 없는 사람들이 안타깝다"라고 말했다. 나도 이 말에 동의한다. 나는 모든 환자에게 근반응검사를 배우라고 제안한다. 평생 사용할 수 있는 독특하고 실용적인 것을 가질 기회를 놓치지 마라. 연습, 끈기, 인내 그리고 더 많은 연습이 필요하다는 것을 이해하라. 당신이 테스트를 조작한다고 생각하는 시기가 올 텐데 걱정하지 마라. 그 또한 지나간다.

이 책을 근반응검사 매뉴얼로 사용하라. 그냥 읽지만 말고 직접 해보라. 근반응검사를 훌륭하게 하는 데 필요한 모든 것이 이 책에 있다.

근반응검사란

근반응검사Muscle Testing: Pendulum dowsing, Applied Kinesiology, Muscle Testing은 같은 원리로 작용함 – 옮긴이 기술에 들어가기 전에 근반응검사가 무엇인지, 어떻게 작용하는지 정확히 이해하기 위해 기본 사항을 알아본다. 기본 개념을 배우면 프로그램을 더 쉽게 이해할 수 있다.

앞서 말했듯이 몸은 전기적 성질을 띤다. 이 에너지 흐름은 육체적인 것이 아니며 일반 의료 장비로는 측정할 수 없다. 몸의 모든 조직이 건강해지려면 에너지 흐름이 좋아야 한다. 몸의 지능 시스템은 몸에서 무슨 일이 일어나는지 정확하게 안다. 몸의 특정 부위의 에너지 흐름이 완전하지 않으면 해당 부위의 기관 또는 내분비샘이 정상보다 약해진다.

이 기관 또는 내분비샘의 이름을 지정하고 근반응검사를 하면 근육이 약해진다. 근육이 약해질 때는 어떤 불균형으로 전기적 흐름이 올바르지 않다.

이것은 다음과 같이 작동한다. 몸의 전기 시스템이 정상적으로 흐를 때 근육은 강하게 반응한다. 그러나 전기 시스템이 손상을 입어 끊어짐이 생기면 테스트할 때 근육 반응이 약해진다. 이것은 검사자의 힘이나 검사받는 사람의 힘이 부족해서 가 아니다. 근육의 저항력이 부족한 것은 몸의 에너지 불균형으로 전기 시스템이 끊어진 것을 의미한다. 이 불균형이 수정되면 회로가 수리되고 생명력의 흐름이 복원된다. 그러면 테스트 중인 근육은 테스트하는 사람의 힘에 저항할 수 있으며 해당 부위에서 더는 약함을 보이지 않는다. 이는 최적의 건강을 만들어내는 좋은 에너지 흐름을 나타낸다.

건강하려면 신체가 균형을 유지해야 한다항상성. 이 균형은 모든 시스템이 완벽하게 작동할 때 달성된다. 건강은 단순히 질병이 없는 것 이상이다. 이 완벽한 균형의 개념은 자신과 사랑하는 사람들을 가능한 한 오랫동안 건강하게 유지하는 평생의 여정이 되어야 한다. 근반응검사를 배우고 보디 밸런스 힐링 시스템을 사용하면 그렇게 할 수 있다.

근반응검사의 기초

근반응검사를 바르게 수행하려면 배워야 하는 몇 가지 기본 개념이 있다. 이런 기본 개념을 이해하면 근반응검사가 더 가치 있게 된다. 보디 밸런스 힐링 시스템이 가르치는 근반응검사는 다른 프로그램과 차이가 있다. 몇 가지 개념과 테크닉은 비슷하지만 중요한 차이점이 있어 정확도와 결과에 큰 차이가 날 수 있다.

첫 번째 근반응검사 기술은 '암' 테스트다. 이 기술을 사용하려면 두 사람이 있어야 한다. 당신은 검사자테스터이고 다른 사람은 피험자테스티다. 시작하기 전에 다음 사항을 고려해야 한다.

1. 피험자와 검사자가 앉는 자세
2. 피험자의 팔 위치와 검사자의 손 위치
3. 극성

• 테스트할 때 위치

다른 사람의 근육을 테스트할 때 이들 위치가 올바른지 확인한다. 둘 다 앉았다면 서로 마주 본다. 두 발이 교차되지 않고 바닥에 있는지 확인한다. 검사자는 피험자보다 약간 높게 앉는다. 높으면 테스트하는 동안 지렛대 작용을 더 잘하게 된다. 근반응검사는 힘을 테스트하는 게 아니라 저항을 테스트하는 것이다. 키가 큰 검사자는 덜 지친다.

검사자와 피험자가 서서 테스트할 수도 있는데 이때 피곤해

질 수 있으므로 앉아서 하는 것을 권한다. 하지만 결과는 같다. 당신보다 크고 강한 사람을 테스트한다면 피험자를 앉게 하고 당신은 서도 된다. 모든 단계를 따르면 앉거나 서거나 관계없이 효과는 같다.

앉은 자세

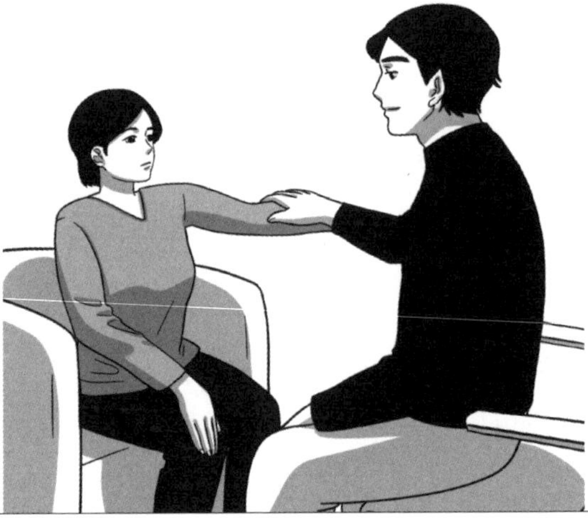

가장 인기 있는 테스트 위치다. 피험자는 다리를 꼬지 않고 더 나은 검사를 하기 위해 두 발을 바닥에 붙인다. 에너지장을 방해할 수 있는 시계, 자석, 장신구는 착용하지 않는다.

선 자세

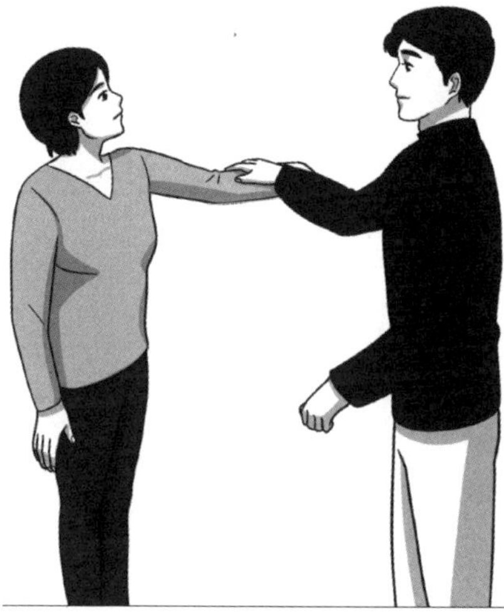

검사자와 피험자 모두 선 자세는 두 사람 모두 힘들 수 있어 가장 적게 사용된다. 서서 테스트하는 데는 이점이 없다. 검사자가 선 자세가 더 좋다고 생각하면 사용할 수 있지만 결과는 같다. 선 자세는 보충제를 들고 조용히 서서 하는 근반응검사인 스웨이(sway) 기술과 다르다. 몸이 앞으로 기울면 긍정의 반응이고 몸이 뒤로 기울면 부정의 반응이다. 여기서는 이 기술은 사용하지 않는다.

피험자는 앉고 검사자는 선 자세

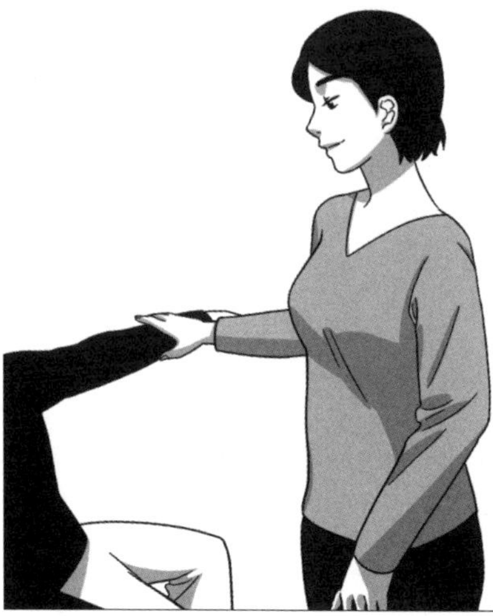

이 자세는 검사자가 지렛대 작용을 더 잘 활용할 수 있는 자세이다. 피험자를 압도하려는 것은 아니다. 피험자의 힘이 검사자의 힘보다 강할 때 매우 유용하다. 예를 들어 여성 검사자가 보디빌더나 미식축구 선수를 검사할 때이다. 그런 경우 반응을 평가하기 위해서는 압력이 필요한데 지렛대 작용에 의한 힘은 도움이 되고 지치지 않게 된다.

• **암(arm) 테스트**

다른 근반응검사 프로그램과 이 프로그램의 차이점 중 하나는 테스트하는 팔의 위치다. 통증이나 부상이 없는 한 오른팔, 왼팔을 모두 사용할 수 있다. 피험자의 어깨, 팔, 팔꿈치, 손목, 손에 힘이 없는지 통증이 있는지 물어본다. 문제가 있으면 다른 쪽 팔로 해야 한다. 건강하다면 배우게 될 한 손 근반응검사 중 하나를 사용한다. 검사 대상은 팔을 바닥과 수평으로 유지한다. 이것은 쉽게 피로해지므로 검사하지 않을 때는 팔을 내려놓게 한다.

정상적인 팔 위치

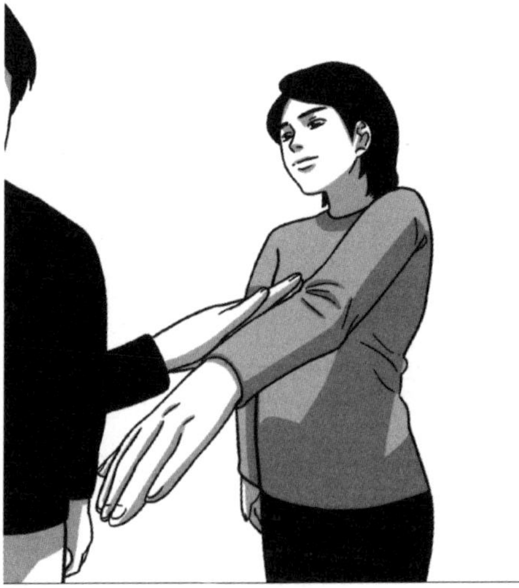

팔을 앞으로 똑바로 뻗는 것이 0도이고 옆으로 쭉 뻗는 것이 90도라고 하면 올바른 팔의 위치는 45도(정확히 이 두 위치의 중간)이다. 90도 위치는 모든 경락을 테스트하지 않으므로 45도 위치가 중요하다. 45도 위치는 모든 경락을 테스트한다. 팔은 손을 벌리고 손가락을 곧게 펴서 단단히 고정해야 하며 바닥과 수평을 유지해야 한다. 테스트는 힘이 강한 팔로 한다.

팔은 바닥과 수평이 되어야 하며 45도 위치에 있어야 한다. 이 각도는 사람 앞 정면이 0도, 어깨에서 밖으로 뻗는 것이 90도다 대부분 근반응검사 프로그램은 정상 위치. 올바른 위치는 이 두 위치의 중간인 45도다. 근반응검사로 결정된 이 팔의 위치는 모든 경락을 테스트하는 각도다그림 참조. 피험자가 마지막으로 할 일은 팔꿈치를 단단히 고정하는 것이다.

검사자는 손을 펴고 피험자가 뻗은 팔의 손바닥을 아래로 향하게 한다. 손바닥 위치는 피험자의 팔뚝과 수평이 되고 손목과 팔꿈치 사이여야 하지만 손목에 더 가깝게 한다그림 참조.

잘못된 팔의 위치

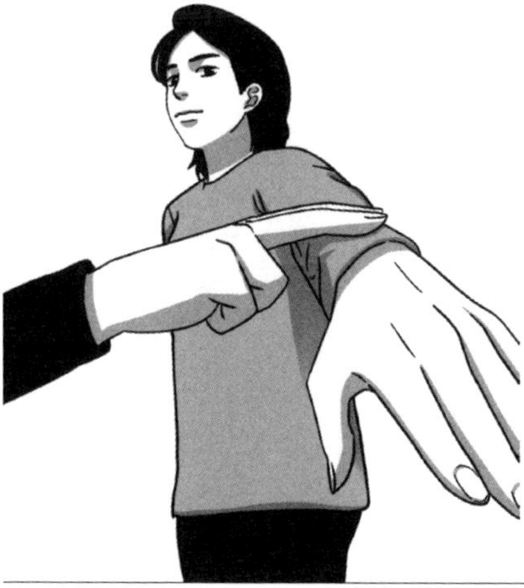

많은 근반응검사 검사자가 사용하는 90도 자세다. 근반응검사로 이 90도 팔 위치는 모든 경락의 에너지를 테스트하지 않는다는 것을 밝힐 수 있다. "90도 팔 위치가 모든 경락의 에너지를 올바르게 테스트하는가?"라고 물어본다. 그런 다음 "45도 팔 위치가 모든 경락을 올바르게 테스트하는가?"라고 물어본다. 이 두 가지를 물어보고 정확한 근반응검사를 해보면 사실을 알게 된다.

올바른 손의 위치

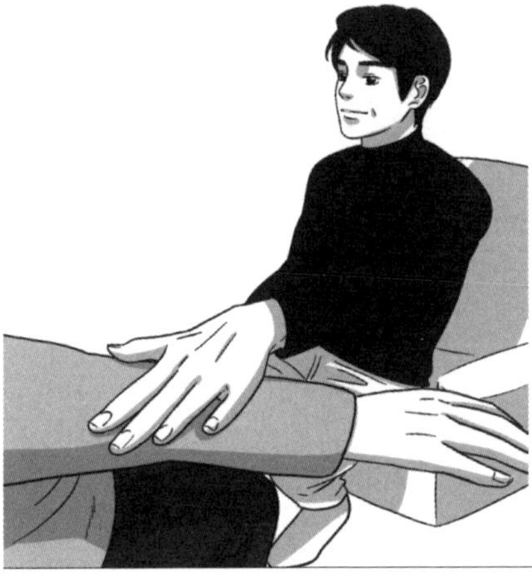

테스트하는 손의 열린 손바닥이 피험자의 아래 팔뚝을 가로질러 놓는다. 피험자의 오른팔을 사용하는 경우 검사자는 왼손을 사용한다. 피험자가 왼팔을 사용한다면 검사자는 오른손을 사용해야 한다. 손바닥은 팔꿈치보다 손목에 더 가깝게 위치하지만 손목 위에 두지는 않는다. 이것이 최선의 방법은 아니다.

잘못된 손의 위치

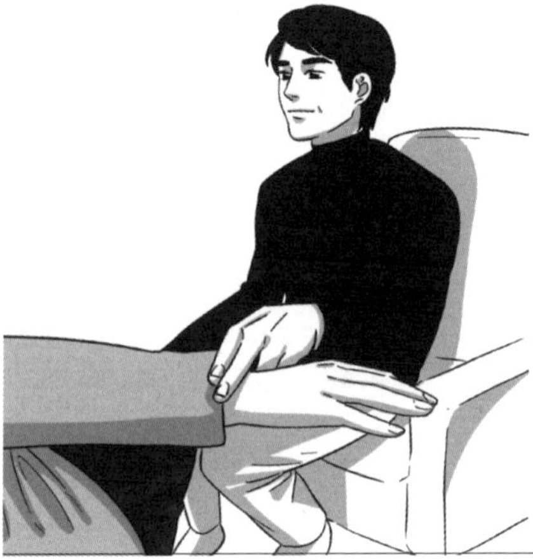

두 손가락이 손목 위에 있는 것을 보라. 많은 근반응검사자가 사용하는 이 테스트 순서에서는 손목 '누르기'를 권장하지만 이는 부정확한 근반응검사가 된다.

잘못된 몸이 교차된 위치

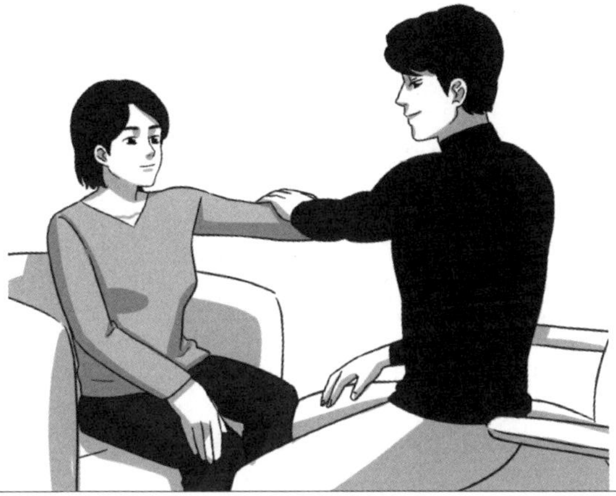

테스트 중 팔을 교차하지 않는다. 에너지 흐름을 차단하여 잘못된 테스트가 될 수 있다.

다른 근반응검사와 이 시스템의 또 다른 차이점은 팔을 테스트할 때 손 위치다. 많은 근반응검사자가 손목에서 저항 테스트를 한다. 우리는 이 부위가 너무 약해서 정확한 테스트를 할 수 없다고 보는데, 팔을 지렛대로 생각한다면 강해야 한다. 손목과 팔꿈치 사이에서 손목에 더 가까우면 더 좋은 테스트가 된다.

많은 근반응검사자가 손목에 두 손가락만 사용하는데 이는 너무 많은 '손목 운동Wrist action'을 만들어낼 수 있다. 완전히 벌린 손을 사용하여 근반응검사를 할 때 서서히 부드럽게 균일한 압력을 얻을 수 있다. 어떤 사람들은 약한 반응이 나왔을 때 강하게 밀어 그렇게 되었다고 반박하기도 한다. 모든 진술이나 질문에 서서히, 꾸준히, 고르게 압력을 가하는 정확한 근반응검사자가 되는 것이 목표다.

근반응검사는 서두르지 말아야 한다. 몸에는 응답할 시간이 필요하다. 테스트할 때 문장을 말하거나 질문한 후 몇 초간 기다렸다가 테스트하라. 더 정확한 답변을 받을 수 있다. 검사자들이 문장 말하기를 마치기도 전에 몸에서 답을 받고자 하는 것을 보아왔다.

근반응검사는 근력 테스트가 아님을 기억하라. 당신의 임무는 팔 아래쪽으로 힘을 가해 팔이 내려가게 하는 '이기는' 게임을 하는 것이 아니다. 근반응검사는 진실을 찾는 것이다. 근반응검사를 올바르게 실행하면 그것을 할 수 있다.

'고정Lock'은 어깨 상단에 위치한 삼각근과 관련된다. 이 영역을 '고정'이라고 하는 이유는 질문이나 진술이 사실일 때 피험자의 삼각근이 압력에 대해 강한 상태를 유지하기 때문이다. 그러나 질문이나 진술이 거짓이거나 몸에 해로울 때 이 근육은 약간의 힘에도 저항하지 못해 고정되지 않는다.

상대방의 뻗은 팔에 압력을 가하면 근육이 고정되고 팔이 강하게 유지되는지, 근육이 고정되지 않고 팔이 누르는 압력에 저항할 수 없는지를 느낄 수 있다.

해답은 '고정'에 있다. 사람들이 근반응검사를 할 때 대부분 팔을 보는데 거기에 답이 숨겨져 있는 것이 아니다. 팔이 지렛대 역할을 하고 삼각근이 지레받침 역할을 한다고 상상해보라. 정답은 어깨 부위 근육이 고정되는지 안 되는지다. 참인지 거짓인지 판별하는 몸의 거짓말 탐지기다. 이 고정장치의 놀라운 점은 근반응검사를 몇 번 수행한 뒤 피험자가 어깨가 고정되어 강해지는지 약해지는지 느낄 수 있다는 것이다. 이 시점에서 피험자는 몸의 언어와 몸과 의사소통하는 방법을 배우기 시작한다. 이것이 바로 근반응검사가 하는 일이다.

근반응검사 시작하기

이제 검사자와 피험자의 시작 위치를 배웠으니 실제로 근반응검사를 해본다. 첫 번째 단계는 피험자가 테스트를 받을 만큼 충분히 강한지 확인하는 것이다. 피험자 팔을 올바른 위치에 놓은 후 피험자에게 "버티세요"라고 요청한다. 몇 초간 기다렸다가 천천히 뻗은 팔을 부드럽게 아래로 누른다. 피험자가 압력에 맞서 팔을 고정할 수 있다면 테스트할 정도로 충분히 강한 것이다.

한쪽 팔이 너무 약하면 다른 쪽 팔을 해본다. 양쪽 팔이 너무 약하면 첫 번째 이유는 탈수일 수 있다. 물을 마시게 하거나 물병을 몸에 대고 다시 테스트해본다. 물이 상황을 나아지게 하지 않으면 써로게이트 테스트 또는 한 손 테스트와 같은 다른 근반응검사 방법을 선택할 필요가 있다.

1차 테스트를 통과하면 다음 단계는 피험자와 검사자의 극성을 확인해야 한다. 극성은 몸의 에너지 흐름이다. 극성이 바르면 몸은 참에 강하게 반응하고 거짓에 약하게 반응한다. 극성이 바뀌면 대답이 모두 틀리고 실제로 참인 것과 반대가 된다. 참인 질문은 근반응검사가 약하게 나오고 거짓인 질문은 강하게 나온다.

나는 극성을 확인하지 않았을 때 결과를 경험한 뒤 극성의 중요성을 알게 되었다. 한 환자와 아침에 만나기로 약속했다. 항상 그렇듯이 극성을 확인하며 테스트를 시작했는데 모든 것이 괜찮아서 검사를 잘 마쳤다.

그날 늦게 환자가 공포에 질려 사무실로 전화를 했다. 카이로프랙틱 의사를 방문하고 막 돌아왔는데 그 의사가 그녀에게 심장마비 가능성이 있으니 병원에 가라고 했다는 것이다. 그녀는 공황 상태에 빠져 내 생각을 알려고 전화한 것이다. 나는 그녀에게 일정이 바쁘지만 당장 오면 확인해주겠다고 말했다.

그녀를 검사했는데 카이로프랙틱 의사 말이 맞는 것 같았다. 심장을 점검했는데 모든 테스트가 약하게 나왔다! 다른 의사가 한 말이 확실하다는 것을 확인하니 기가 막혔다. 그녀는 급히 병원으로 갔으나 다행히 아무 이상이 없다는 판정을 받았다. 내가 어떻게 그렇게 틀렸는지 의문이 들었는데 곧 이해되었다. 그녀가 두 번째 방문했을 때 극성을 확인하지 않은 것이다. 그녀의 극성이 정상일 거라고 생각했지만 카이로프랙틱 의사에게서 들은 충격적인 말이 극성을 벗어나게 만들었고, 모든 테스트가 정반대로 나와 결국 틀리게 되었다. 그래서 하루에 한 번 이상 보더라도 매번 극성을 확인하는 것이 매우 중요하다.

극성을 확인하려고 일반적으로 참이거나 거짓인 질문이나 문장을 말한다. 그렇게 하여 참을 말할 때 팔이 강하게 유지되고 진실이 아닌 문장이나 질문을 할 때 팔이 약해지는지를 확인한다.

2+2=4와 같이 명백히 참인 것으로 시작한다. "2 더하기 2

는 4이다"라고 말한다. "2 더하기 2는 4와 같은가?"라고 질문할 수도 있다. "이 사람 이름은 ~이다"와 같이 이름을 말할 수 있다. 몇 초간 기다렸다가 피험자 팔을 부드럽게 아래로 누른다. 근육과 팔이 강하게 유지되어야 한다. 강하게 유지되지 않는다면 그 사람이 극성을 벗어났거나 테스트하기에 너무 약하거나 아니면 이름이 잘못된 것이다. 다음 테스트가 답을 알려준다.

다음으로 부정적인 대답에 대한 극성 테스트를 해본다. 이번에는 2+2=10과 같이 거짓 진술을 한다. 또 다른 방법은 "이 사람은 잘못된 이름이다"라고 말한다. "이 사람은 잘못된 이름입니까?"와 같은 질문을 할 수도 있다. 진술이나 질문을 하고 몇 초간 멈춘 다음 팔에 부드럽고 균일한 압력을 가하는 것을 잊지 마라. 이 진술 중 하나는 팔을 약하게 만들어야 한다.

참 진술 테스트가 약하게 되고 거짓 진술이 강하게 될 때 그 사람의 극성은 균형을 벗어난 것이다. 계속 진행하려면 먼저 극성을 바로잡아야 한다.

• 극성 바로잡기

몸의 극성Polarity은 배터리와 같다. 건전지를 손전등에 거꾸로 넣으면 손전등이 작동하지 않는다. 그 이유는 배터리가 거꾸로 들어갔기 때문이다. 극성이 거꾸로 되어 있으면 전기 에너지의 흐름이 작용하지 않는다. 사람 몸도 다르지 않다. 극성이 맞지 않으면 몸은 근반응검사에 올바른 답을 줄 수 없다.

극성이 반대로 전환되는 가장 일반적인 이유는 부정적인 감정 에너지와 파동 때문이다. 사람이 부정적 감정을 갑자기 경험하면 에너지 균형이 무너질 수 있다. 그것은 번개를 맞았을 때도 일어난다. 번개의 전하가 몸의 극성을 반대로 만든다.

이제 극성이 무엇인지, 근반응검사를 하기 위해 극성을 올바르게 맞추는 것이 얼마나 중요한지 알았으니 극성을 바로잡는 방법을 알아본다. 두 가지 다른 기술을 권장한다. 원하는 것을 선택하거나 둘 다 사용할 수 있다. 극성 바로잡기 운동이 필요하든 필요하지 않든 매일 하기를 권장한다. 연습하는 데는 몇 분밖에 걸리지 않으며 필요하지 않을 때 하더라도 몸에 손상을 주지 않는다. 이제 하루를 더 좋은 진동으로 시작해보자.

• 흉선 두드리기

에너지 다루기기공 분야 마스터인 도나 에덴은 자신이 쓴 《에너지 의학Energy Medicine》에서 흉선 두드리기Thymus Thump를 소개했다. 흉선은 면역계의 주요 내분비샘으로 흉골 중간 부위에 위치한다타잔이 가슴을 두드리고 정글 소리를 낸 곳. 흉선 두드리기를 하려면 손가락 끝이나 손가락 관절로 흉골 부위를 세 번 심호흡을 마칠 때까지 계속 쿵쿵 두드린다그림 참조.

흉선 두드리기

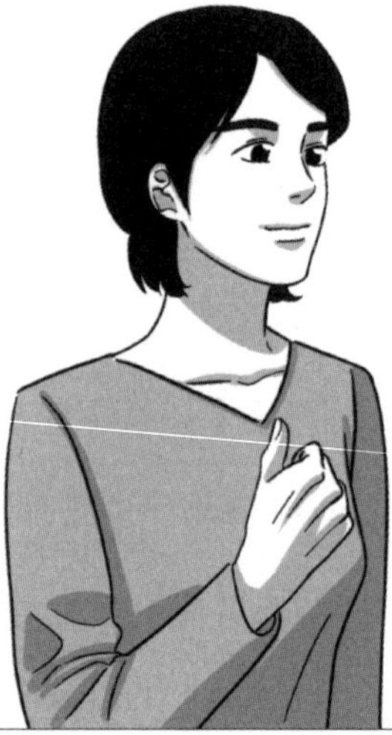

이 기술은 극성이 역전되었을 때 극성을 바로잡는 데 사용한다. 극성을 바로잡으려면 피험자가 흉선을 계속 두드리는 동안 세 번 심호흡을 하도록 한다. 세 번이면 정확한 근반응검사에 필수인 극성이 재정렬된다. 검사자가 테스트하기 전에 흉선을 두드려 두 사람 모두 극성이 제대로인지 확실하게 하는 것이 좋다. 검사자는 피험자가 원한다면 흉선을 두드려줄 수 있지만 피험자가 직접 하는 것이 더 좋다.

• 지퍼 채우기

재킷의 지퍼Zipper를 채우는 모습을 상상해보라. 손을 벌리고 손바닥이 몸을 향하게 하고 몸은 만지지 않으며 동작을 실행한다. 열린 손으로 지퍼 라인을 따라 얼굴 중앙, 이마 중앙,

지퍼 채우기

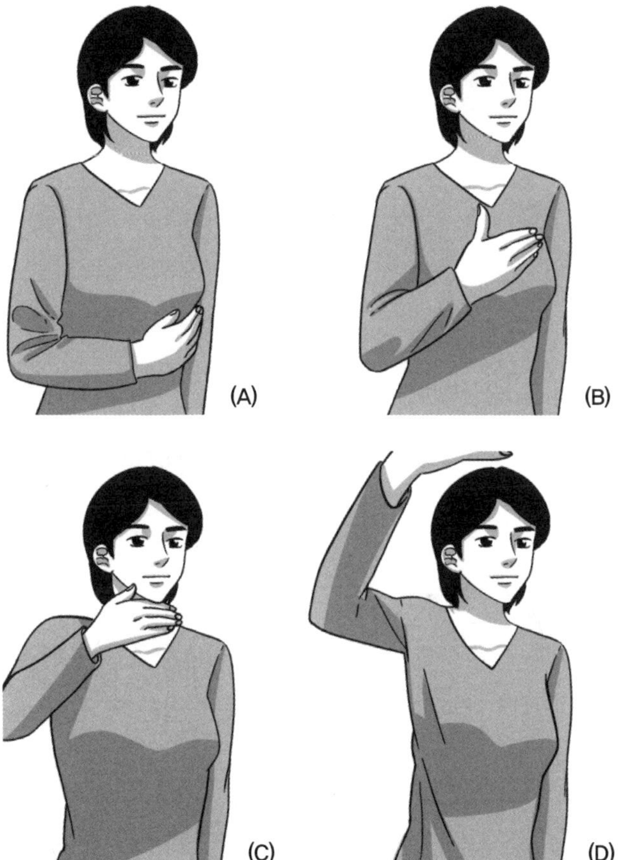

극성을 수정하는 또 다른 방법은 지퍼 채우기이다. 벌린 손바닥을 골반 부위(A) 가까이에 놓고 재킷 지퍼를 채우는 것처럼 벌린 손을 몸(B) 중앙 앞쪽으로 움직인다. 계속 올라가서 코끝에서 마무리한다.(C) 이 기술을 검사자 또는 피험자가 할 수 있다. 이 작업을 위해 몸을 만질 필요는 없다. 이 기술은 에너지 흐름을 수정한다. 몸에서 2.5~5센티미터 이내로 머물면 여전히 대상의 아우라(에너지장) 안에 있다. 이때 턱에서 골반 부위로 몸을 아래로 쓸어내리면 에너지장을 방해하고 극성에 부정적 영향을 미치므로 주의한다.

머리 뒤쪽, 목덜미 근처까지 계속 이동한다. 손바닥으로 그려진 라인을 한의학에서는 임맥이라고 한다. 손바닥에는 몸을 치유하는 전자기적 성질이 있다. 심호흡을 하면서 '지퍼 채우기'를 세 번 실행한다그림 참조.

흉선 두드리기, 지퍼 채우기 중 하나를 하거나 둘 다 한 뒤 극성을 다시 테스트해본다. 극성을 바로잡은 사람을 테스트할 수 있으며 극성은 수정된다.

여러 근반응검사 기법

• 써로게이트 테스트

암 테스트를 마스터하면 써로게이트 테스트Surrogate testing를 할 수 있다. 써로게이트 테스트는 피험자의 힘이 충분하지 않아 직접 테스트할 수 없을 때 제3자 팔을 대신 이용하는 것이다. 암 테스트만 할 줄 아는데 유아, 장애인, 환자와 같이 팔을 강하게 유지할 에너지가 없는 사람이나 애완동물의 근반응검사를 할 때 써로게이트 테스트를 하면 된다.

써로게이트 테스트를 하려면 팔을 사용하는 대리자를 먼저 테스트해서 극성을 확인한다. 극성을 점검한 뒤 피험자나 애

써로게이트 테스트

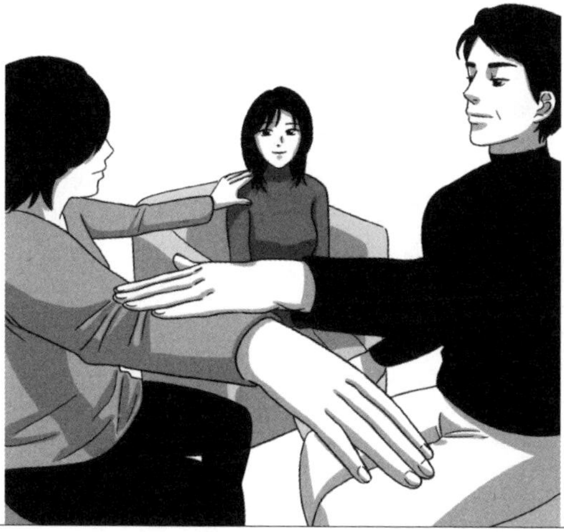

사람이 옆에 있지만 직접 테스트할 수 없고 암 테스트가 알고 있는 유일한 방법이라면 써로게이트 테스트가 완벽한 해결책이다. 한 손 테스트를 배우면 써로게이트 테스트가 필요 없다. 써로게이트 테스트와 원격 테스트의 차이점은 써로게이트 테스트는 제3자 팔을 사용하여 현재 자리했지만 테스트가 불가능한 사람에 대한 답을 얻는 것이다. 원격 테스트는 물리적으로 검사자와 함께 있지 않은 사람을 테스트하는 것이다.

완동물을 대리인이 터치하여 연결되게 한다. 접촉이 이루어지면 에너지 테스트를 올바르게 하는지 질문으로 확인한다.

"이것은 대상의 이름의 에너지인가?"

몸이 "예"라고 대답하면 물어본다.

"이것은 대리인의 이름의 에너지인가?"

이 질문에는 '아니요'라는 응답이 나오며 거짓으로 테스트되

반려견에 대한 써로게이트 테스트

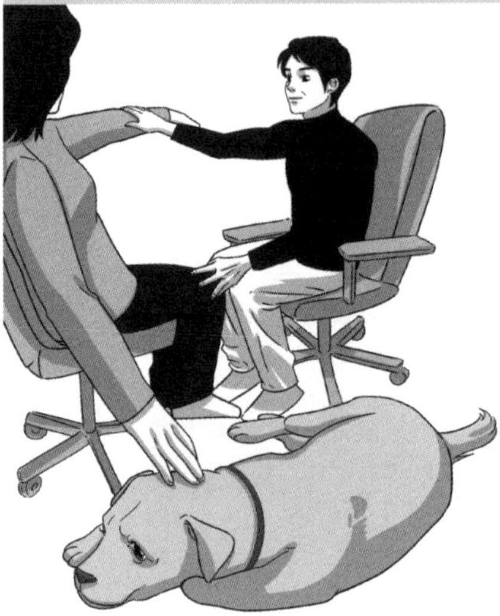

써로게이트 테스트는 반려견에게 완벽하게 작용한다. 대부분의 경우 반려견은 부정적 믿음, 생각, 감정이 없어 자연치유를 위한 에너지 흐름이 막히지 않아 치유하기가 더 쉽다.

어야 한다. 만약 참으로 테스트되면 아직 연결되지 않은 것이다. 의도를 확실하게 가지고 질문을 반복하는데, 테스트 대상에 초점을 맞춘다. 첫 번째 질문이 참이고 두 번째 질문이 거짓이면 테스트하는 사람의 극성을 확인할 준비가 된 것이다.

극성이 올바르면 테스트를 시작할 수 있지만 올바르지 않으면 흉선 두드리기, 지퍼 채우기 테크닉을 대리인이 아니라 테스트받는 사람에게 실시한다. 한 손으로 하는 근반응검사를 배우면 증거를 보고자 하는 사람이 없다면 써로게이트 테스트를 할 필요가 없다.

근반응검사에서 결과를 보이기 위해 팔을 사용하는 것이 좋지만 여기에는 몇 가지 단점이 있다. 원격 테스트와 같이 암 테스트가 불가능할 때는 어떻게 해야 할까? 걱정하지 마라. 다른 옵션을 선택할 수 있다. 암 테스트의 한 가지 단점은 자신을 테스트할 수 없다는 것이다. 너무 약해서 팔을 사용할 수 없다면? 유아를 검사하고 싶다면? 암 테스트로는 반려동물을 테스트할 수 없다.

그럼 멀리 떨어져 있는 누군가를 테스트해야 할 때는? 다행히 근반응검사에는 사용할 수 있는 다양한 기술이 있다. 실험해보고 가장 확신이 드는 것을 찾아라. 가장 편안하게 느껴지는 것부터 시작해 그 기술을 마스터할 때까지 사용하라. 첫 번째 기술을 완료하면 다른 기술을 탐구할 수 있다. 가능한 한 많이 배우고 자연건강법에서 그것들을 모두 사용하라.

• 테이블톱 테스트

나는 테이블톱 테스트Table Top Testing를 사용하지 않지만 근반응검사 101 수업에서 가르치기 때문에 여러분과 공유한다. 이 테크닉은 팔을 사용하지 않고 테스트하는 완벽한 방법으로 다른 옵션을 선택하는 데 문제가 있을 때 좋다. 나는 이 근반응검사 테크닉을 업무에서 활용하는 의사에게서 배웠다. 수강생들은 다른 테크닉에 더 익숙해지면서 이 기술을 잘 사용하게 되었다.

테이블톱 테크닉을 사용하려면 손을 평평한 표면에 놓고 손바닥이 아래로 향하게 한다. 손의 집게손가락을 들어 올린다. 이 손가락이 근반응검사에서 표시근육이다그림 참조. 팔이 그랬듯이 손가락을 표면에서 떨궈 수평이 되게 한 뒤 견고하게 유

테이블톱 테스트

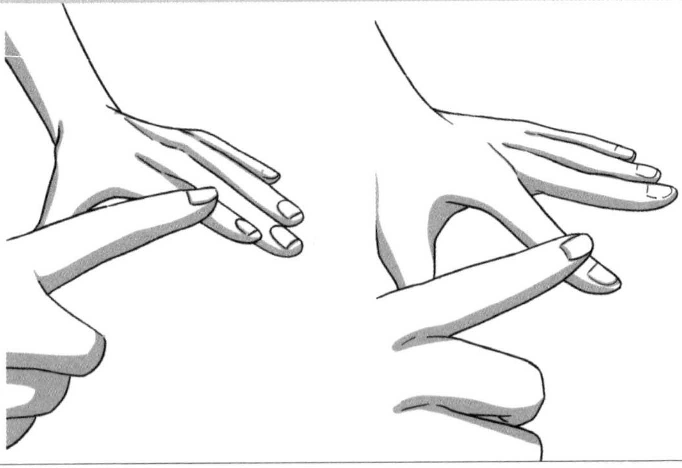

이 테크닉은 손으로 하는 테스트 기술 중 가장 하기 쉬우며 두 손이 필요하다. 독자적으로 근반응검사를 쉽고 간단하게 할 수 있어 학생들에게 수업에서 가르친다. 오른손잡이나 왼손잡이나 관계없이 모두 할 수 있다.

지한다. 반대쪽 손 집게손가락을 결과를 보여주는 집게손가락 위에 놓는다. 뻗은 손가락이 압력을 견딜 때까지 압력을 약간 가한다. 팔이 반응하는 것과 마찬가지로 집게손가락이 압력에 강하게 반응하면 대답은 참이다. 손가락이 약해지면 거짓이다.

• 한 손으로 하는 테크닉, 두 손가락 테크닉

암 테스트를 제외하고 가장 많이 사용하는 테크닉은 다음 두 가지다. 첫 번째는 집게손가락 또는 가운뎃손가락을 수평으로 유지한 상태에서 시작한다.

집게손가락을 수평으로 유지하는 경우 가운뎃손가락을 집게손가락 위에 올려놓고 첫 번째 마디를 누른다**그림 참조**. 가운뎃손가락을 수평으로 하는 경우 집게손가락을 위에 놓고 첫 번째 마디에 압력을 가한다**그림 참조**. 위에 있는 손가락으로 압력을 가해 밑에 있는 손가락이 강해지는지 약해지는지 판단할 수 있다. 이 테크닉에서 고정장치는 손가락과 손을 연결하는 관절이다.

두 손가락 테크닉

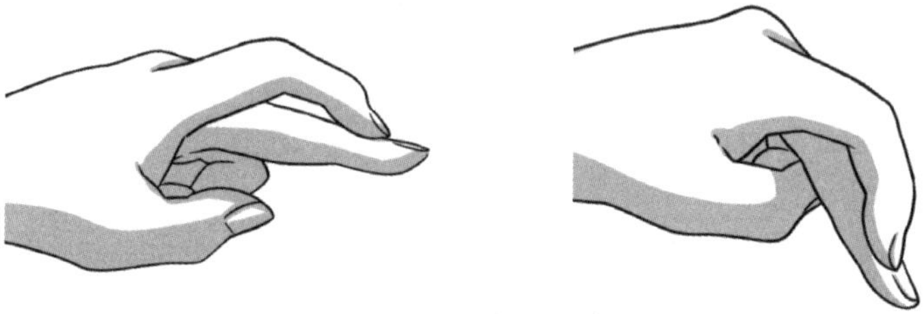

이 방법에는 두 가지 옵션이 있다. 첫 번째 옵션은 가운뎃손가락이 팔 역할을 하게 한다. 가운뎃손가락을 수평으로 강하게 유지한다. 같은 손의 집게손가락을 첫 번째 마디에 닿게 위에 놓는다. 집게손가락으로 가운뎃손가락을 눌러 참인지 거짓인지 테스트할 수 있다. 가운뎃손가락이 강하게 유지되면 참이고 약하면 거짓이다.

두 손가락 테크닉의 다른 옵션

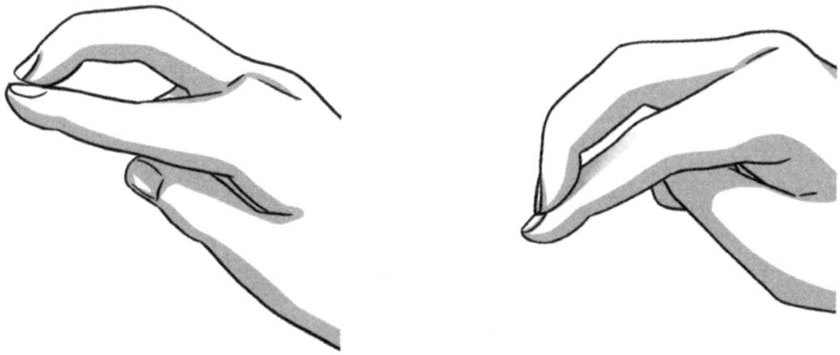

이 테크닉은 집게손가락이 팔 역할을 하게 하는데 가운뎃손가락을 집게손가락 위에 놓는 것을 제외하고는 동일하다. 가운뎃손가락이 집게손가락보다 길어 이 옵션은 더 많은 지렛대의 힘을 준다. 둘 다 일단 마스터하면 팔을 사용한 근반응검사만큼 정확하다. 이 두 테크닉은 오른손잡이나 왼손잡이나 관계없이 할 수 있다.

• 슬라이드 테크닉

슬라이드 테크닉Slide technique, 미끄럼 테크닉은 가장 인기 있는 선택사항이다. 근반응검사를 배우는 모든 사람이 이 테크닉을 익히고 싶어 한다. 엄지손가락과 집게손가락을 사용하는데 엄지손가락이 집게손가락 위쪽에 오도록 원을 만든다그림 참조.

엄지손가락과 집게손가락 사이에 마찰이 느껴질 정도로 누른다. 너무 많은 압력을 가하는 것이 아니라 가볍게 하여 차이를 느낄 수 있게 한다. 엄지손가락에 압력을 가하면 엄지손가락 피부에서 저항이 느껴져야 한다. 이 저항이 손가락이 아래로 미끄러지는 것을 막으면 강한 '예'를 나타낸다.

적당한 압력을 가했을 때 피부가 미끄러우면 집게손가락이 붙어 있을 수 없다. 이것은 문장이나 질문이 거짓임을 나타낸다.

이제 근반응검사에 숙달하기 위해 필요한 테스트 테크닉을 모두 알아보았다. 스웨이Sway 테크닉 같은 것은 가르치지 않는다. 초심자에게는 괜찮지만 너무 느리고 정확성을 확보하기가 어렵기 때문이다. 시간을 투자해 이들 테크닉을 배우고 연습하면 훌륭한 근반응검사자가 될 것이다.

슬라이드 테스트

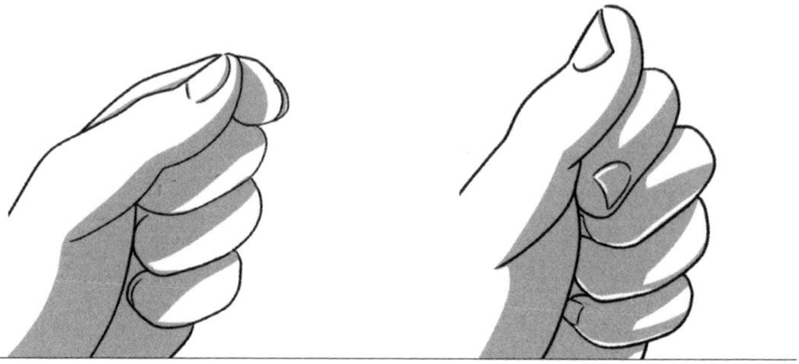

이 근반응검사 방법이 가장 바람직하지만 숙달하기가 가장 어렵다. 그래서 두 손가락 테스트와 같이 사용한다. 슬라이드 테크닉을 하려면 엄지손가락과 집게손가락 또는 넷째손가락을 사용한다. 둘 다 괜찮다. 가운뎃손가락은 사용하지 않는다. 엄지손가락과 손가락을 함께 누르면 마찰을 약간 느낀다. 엄지손가락에 집게손가락을 미끄러지듯 움직일 때 둘이 달라붙는다. 이 신호는 대답이 참이라는 것을 나타낸다. 다시 한번 엄지손가락과 손가락을 같은 압력으로 눌러 손가락이 마찰 없이 미끄러져 떨어지면 거짓이다. 거짓 반응은 느끼기 어렵지만 일단 느끼면 그 감각을 잊지 않게 된다. 이 테크닉을 익히려면 많은 연습과 인내와 끈기가 필요하지만 일단 숙달되면 잊지 않게 된다.

• 원격 테스트

손가락 테스트 방법을 배우면 원격 테스트를 할 수 있다. 원격 테스트는 같은 장소에 있지 않은 사람이나 반려동물의 근반응검사를 하는 것이다. 이는 대상이 어디에 있든 도움을 줄 수 있게 만드는 소중한 도구다!

원격 테스트를 믿기 어려워하는 사람도 있다. 그런 사람은 전기장 안에서 모두 연결되어 있다는 에너지 개념을 이해하지 못한 것이다. 에너지는 생각을 따른다는 양자물리학의 개념이 이 주장을 지지한다.

원격 테스트에는 여러 가지 방법이 있는데 가장 많이 사용되는 것은 음성이다. 전화상으로 대화하면 실력 있는 근반응검사자는 목소리만 듣고도 테스트할 수 있다. 오늘날은 기술이 발전해 검사자와 피험자가 줌Zoom이나 기타 소셜 미디어 플랫폼을 이용해 서로 볼 수 있다. 코로나19의 맹공으로 원격 방문이 급격히 증가하면서 현재 의사들은 원격 테스트를 많이 한다. 하지만 원격 테스트를 할 때는 의사가 근반응검사를 하지 못한다는 문제가 있다. 그러므로 그것은 경험에서 나오는 추측일 뿐이다.

통합기능 의학박사인 클리프 페터스는 내가 손가락 테스트를 가르쳐준 일을 고마워했다. 박사는 이미 암 테스트를 하고 있었지만 손가락 테스트는 그에게 다른 세상을 열어주었다. 그는 원격 테스트를 더 많이 하게 되어 더욱 나은 결과를 얻고 있다. 자신의 지식과 근반응검사를 같이 활용하여 환자가 마땅히 받아야 할 최상의 치료를 제공하기 때문이다.

원격 테스트는 직접 하는 테스트만큼 정확하다. 우리는 원격 테스트를 모든 나라를 대상으로 하고 있다. 환자들 중 많은 수가 몇 년 동안 원격 테스트를 받았는데 좋은 결과를 얻었기에 계속하는 것이다.

자, 이제 초보 근반응검사자로 첫 번째 단계를 완료했다. 최대한 많이 연습하는 것은 자기가 하기 나름이다. 손가락 근반응검사 기술을 향상하려면 주변의 모든 것을 근반응검사 해보는 것이 좋다. 자동차 또는 표지판 색상을 말한다. "내 옆에 있는 차는 빨간색이야"와 같은 부정문을 말해본다. 차가 실제로 빨간색이면 손가락이 강해지지만 흰색이면 약해질 것이다. 신호대기를 하는 동안 보이는 모든 것에 대해 질문하거나 진술할 수 있다. 걱정하지 마라. 테스트에 몰두하여 녹색불에 주의를 기울이지 않으면 뒤에 있는 사람이 빠르게 알려줄 것이다. 여기 근반응검사를 할 수 있는 몇 가지 사항이 있다.

1. 음식이 몸에 유익한지 테스트할 수 있다. 음식을 몸에 대고 근육이 강해지는지 약해지는지 본다. 직접 먹지 않아도 된다. 근육이 강하면 그 음식은 유익하지만 약하면 건강한 음식이 아니다. 음식이나 보충제를 직접 사용할 수 없을 때는 실제 물건을 손으로 잡지 않고 음식이나 보충제 이름을 말하며 실제 있는 것처럼 테스트할 수 있다. 우주와

모든 것을 하는 신과 몸의 지성은 알고 있다.

2. 내 몸에 어떤 보충제가 필요한지, 얼마나 필요한지 테스트할 수 있다. 보충제를 손으로 잡거나 보충제 이름을 말하고 강해지는지 약해지는지 테스트해본다.
3. 상상력을 동원해 원하는 모든 것을 테스트해본다.

근반응검사를 다양한 용도로 사용하는 것을 보았다. 근반응검사를 사용하는 학생 중 한 명이 애완용 뱀을 잃어버리자 나에게 뱀의 행방을 물었다. 우리는 그 뱀이 여전히 집에 있는지 근반응검사를 했다. 그녀에게 집으로 가 현관문 안쪽에서 애완동물을 어느 방향으로 가야 찾을 수 있는지 테스트해보라고 했다. 그녀는 30분 만에 전화를 걸어 근반응검사로 뱀을 찾았다고 말했다.

근반응검사 사용을 권장하지 않는 다른 사례를 들어본다. 몇 년간 근반응검사를 배우는 학생이 자기 남편이 바람을 피운다는 느낌이 들자 근반응검사로 그것을 알 수 있는지 나에게 물었다. 나는 근반응검사가 연결되는 우주의 에너지가 모든 것을 알고 있다며 그녀에게 검사를 하지 말라고 했다. 하지만 그녀는 완전히 근반응검사로만 남편이 바람을 피운다는 사실을 알아냈고, 남편도 인정했다. 근반응검사는 진실을 밝혀냈고 이 상황에서는 진실이 그녀를 자유롭게 했다.

로또 번호 선택, 미래 예측, 카드놀이, 모든 유형의 도박에 근반응검사를 사용할 수는 없다. 근반응검사로 삶에서 중요한 결정을 내리는 것을 권하지 않는다. 근반응검사는 자신과 타인의 건강을 돕기 위해 신이 주신 선물이지 개인의 이득을 위한 것이 아니다. 그것은 당신과 타인이 건강을 회복하고 몸이 회복되도록 도와준다.

건강이 곧 재산이다. 건강을 유지함으로써 훌륭한 본보기가 될 수 있으며 다른 사람들에게도 영감을 줄 수 있다. 사람의 건강 회복을 돕는 것은 영예로운 일이며 가볍게 여기지 않는 영광이다. 그래서 근반응검사 기술에 대해 모두 같은 방식으로 생각하기를 희망한다.

1단계를 마치고 더 상위 단계로 나아가지 않더라도 근반응검사는 여러 방식으로 도움이 된다. 근반응검사 기술을 신뢰하려면 연습과 인내와 끈기가 필요하며, 더 많이 할수록 더 좋아진다. 하지만 자신을 너무 힘들게 하지는 말자. 어떤 사람은 다른 사람보다 빨리 그것을 습득한다. 긍정적인 마인드로 계속 연습하다 보면 훌륭한 근반응검사자가 될 수 있다. 평생 쓸 수 있으니 기술을 익히는 데 시간이 걸리더라도 문제가 없다. 긴장을 풀고 즐겨보자.

이 책은 세 단계로 설계되었다. 기본 근반응검사 기술에 익숙해지면 2단계로 계속 진행하거나 아니면 잠시 멈추고 휴식을 취할 수 있다. 다시 확인하려고 언제든 돌아올 수 있고 아니면 2단계로 갈 수 있다. 계속 진행하기로 결정하고 프로그램에 대해 더 자세히 알아보려면 2단계인 보디 밸런스 힐링 시스템으로 이동하면 된다.

2장

2단계

중급

진정으로 활기찬 건강을 원한다면 자연건강을 배워야 한다.

도움을 요청하는 몸의 외침을 '읽는' 방법을 배워야 한다.

그것은 기적적인 제품에 관한 것이 아니다.

집에서 배워 사용할 수 있는

간단한 건강관리 시스템에 관한 것이다.

5 보디 밸런스 힐링 시스템

기본적인 근반응검사 기술을 배웠으니 이제 건강문제의 근본 원인을 찾아보자. 많은 사람이 근반응검사 방법은 알지만 근본 원인을 찾기 위한 체계적인 프로그램은 사용하지 않는다. 대부분 근반응검사자는 어떤 보충제가 필요한지 테스트할 수 있지만 세포 단계만큼 깊은 근반응검사를 수행할 수 있는 시스템은 거의 없다.

다단계 마케팅 회사에서는 근반응검사를 이용해 고객에게 필요한 제품을 판매한다. 이 절차는 효과가 있지만 너무 일반적이다. 이 때문에 사람들이 보충제를 너무 많이 소비한다. 테스트받는 사람이 여러 제품에 대해 강한 근육반응이 나올 수 있다. 진짜 문제는 어떤 보충제와 음식이 문제를 바로잡는 데 가장 좋으냐는 것이다. 조직화된 시스템과 결합된 정확한 근반응검사가 그 해답을 줄 것이다. 모든 근반응검사자가 동일하게 만들어지는 것은 아니라는 사실을 명심하라.

보디 밸런스 힐링 시스템이란

근반응검사와 결합된 이 시스템을 이용해 현재 문제를 해결하기 위해 필요한 것만 사용한다. 일반적인 테스트보다 더 정교한 방법을 배우면 돈과 시간을 절약하고 고통을 줄이며 약의 과도한 복용을 막는다. 보디 밸런스 힐링 시스템은 더 정확하고 반복 가능하며 논리적일 뿐 아니라 신체의 해부학과 생리학도 배우게 해준다. 근반응검사라는 마술로 몸과 소통함으로써 몸이 스스로 치유되도록 도울 수 있다. 다음에 소개하는 단계를 수행하면 곧 결과를 알게 된다. 환자 수천 명에게 효과가 있었고 당신도 효과를 보게 될 것이다.

• 근반응검사 시작하기

극성을 설정한 후 1단계에서 논의한 바와 같이 몸에 질문한다.

"이 증상증상 이름은 육체적 이유로 발생했나?"

대답이 "예"이면 부록에 있는 보디 밸런스 힐링 시스템 평가 시트를 참조한다.

순환기계부터 시작하여 강한 반응예을 얻을 때까지 10개 시스템 목록을 차례로 진행하고 나서 물어본다.

"이 증상의 첫 번째 이유는 순환계에 있는가?"

대답이 "아니요"이면 계속 진행한다. 소화기계에 있는가? 내장에 있는가? "예"강한 근육반응가 나올 때까지 한다.

강한 근육반응이 나오면 증상의 첫 번째 이유가 위치한 시스템을 나타낸다. 다음 질문은 해당 시스템에서 문제가 어디에 있느냐는 것이다. 시스템을 찾았으면 선택한 시스템의 선택 항목을 따라 오른쪽으로 이동한다. 각 선택 항목을 개별적으로 테스트한다. 강한 근육반응은 해당 시스템에서 근본 원인이 어디에 있는지를 나타낸다.

예를 들어 위 질문을 하던 중 순환계 테스트에서 강한 반응이 나타났다면 그다음 오른쪽에 있는 첫 번째 옵션을 테스트한다.

순환기계-혈액-심장-동맥-정맥-모세혈관

"이 증상의 첫 번째 이유는 혈액에 있는가?"

대답이 "아니요"이면 다음 오른쪽을 선택한다. 심장인가? 동맥인가? 정맥인가? 모세혈관인가? 강한 근육반응이 나올 때까지 계속한다. 일단 근본 원인이 있는 시스템을 확인하면 그 시스템에서 문제를 일으키는 부위가 있다. 그것을 근반응검사로 찾을 수 있다.

• 몸의 작용 정도 테스트하기

일단 선택한 시스템에서 원인 부위를 찾았으면 몇 퍼센트 작용하는지 근반응검사를 한다. 작용 정도 테스트는 장기, 내분비샘 또는 조직이 얼마나 잘 작용하는지, 못하는지를 테스트하는 것이다. 시스템, 장기, 내분비샘, 조직, 세포가 신이 설계한 대로 작동할 때 그것은 완벽하게 작용하며, 문제나 증상을 일으키지 않는다. 어떤 부위가 완벽하게 작용할 때는 근반응검사에서 100%가 나온다. 완벽하게 작용하지 않으면 검사자가 작용 비율을 측정해야 한다. 대부분 해당 부위가 95%나 그 이상으로 테스트되면 증상이 발생하지 않는다. 완벽하게 작용해야 하는 두 기관은 뇌와 심장이다.

작용 정도에 대한 근반응검사를 하기 위해 다음 질문을 한다.

"기관, 내분비샘 또는 조직이**근본 원인으로 찾은 부위** 최소한 충분하게 작용하는가?"

근 반응이 강하면**예** 아직 근본 원인을 찾지 못한 것이다. 정확한 부위를 찾았다면 근 반응은 약하게 나온다. 즉 신체의 특정 부위가 작용하지 않기 때문에 문제가 있는 것이다. 다음으로 작용 정도%를 알 필요가 있다.

위 질문에 약하게아니요 근 반응이 나오면 다음 질문부터 시작한다.

"이 장기, 내분비샘, 조직은근본 원인으로 지정한 것 제대로 작용하지 않는가?"

대답이 "예"이면 다음과 같이 묻는다.

"조직, 장기, 내분비샘은 최소한 충분히 작용하는가?"

대답이 "아니요"이면 또 질문한다.

"이 조직은 적어도 90% 이상 작용하는가?"

이 질문에 "아니요"로 테스트되면 팔이 강하게 유지될 때까지 계속 10%씩 줄인다. 그리고 집중하는 부위가 적어도 그 퍼센트로 기능한다는 것을 확인한다.

"이 부위가 80%나 70% 이상 작용하는가?"

작용 정도가 낮을수록 상황은 나쁘다. 당신은 항상 100%를 기준으로 하여 작용하는 가장 낮은 정도를 찾는다. 10%를 변동 숫자로 설정하고 작용하는 정도를 테스트할 수 있다. 만약 90%나 그 이상에서 약해지면 80%나 그 이상인지 해보아 강한 반응을 얻을 때까지 계속한다.

강한 근 반응을 얻으면 다음 질문을 해서 정확한 작용 정도를 얻을 수 있다. 80% 이상에서 강한 근 반응을 보였다면 “85% 이상 작용하는가?”라고 물어본다.

강한 근 반응을 보였다면 작용 정도는 85%에서 90% 사이다. 정확한 퍼센트를 원한다면 85%에서 위로 숫자를 세어 약해질 때까지 계속한다. 마지막 강한 반응이 정확한 정도가 된다. 근반응검사를 처음 할 때는 정확한 작용 정도가 중요하지 않다.

가장 작용을 안 하는 기관, 내분비샘, 조직이 결정되면 왜 그렇게 되었는지, 그것을 바로잡기 위해 무엇을 할지 알 수 있다. 다음 섹션에서는 기능부전의 이유와 무엇을 할지 답을 제공한다.

• 원인과 해결책 찾기

건강이 좋지 않은 경우 스트레스가 가장 큰 원인이다. 건강상의 문제를 일으키는 스트레스에는 네 가지 육체적 원인이 있다.

1. 독소
2. 영양결핍
3. 기생충
4. 조직 손상

이 네 가지 이유는 4단계 힐링에서 육체적 범주에 속한다.

대부분 증상은 육체적 영역에서 테스트한다. 시스템을 계속 연구하면 힐링의 감정적·정신적·영적 측면을 배우게 된다. 선택한 시스템 내에서 특정 부분을 찾았으면 다음과 같이 묻는다.

"이 증상의 근본 원인은 독소인가? 영양결핍인가? 기생충인가? 조직 손상인가?"

강하게 테스트될 때까지 항목을 계속 테스트한다. 그 이유를 찾았다면 다음 단계에는 어떤 특정한 독소, 기생충, 조직 손상, 영양결핍이 문제를 일으키는지 밝힌다. 조직 손상이 원인이면 어떤 보충제가 조직 손상을 바로잡는지 테스트한다. 독소, 기생충, 영양결핍이라면 그것이 무엇인지 구체적으로 알아야 한다.

부록의 해당 차트를 참조해 정확한 근본 원인을 찾고 불균형을 저절로 바로잡을 수 있는 알맞은 보충제를 선택한다. 근본 원인이 독소이면 독소 차트를 참조한다. 기생충이 1차 원인으로 테스트되면 기생충 차트를 참조하며 영양결핍도 마찬가지다.

차트에서 정확한 원인을 찾으려면 질문을 한다.

"이 증상의 원인이 이 차트에 있는가?"

대답이 "예"이면 "차트의 상단 절반에 있는가?"라고 질문한다.

만약 팔이 강하게 유지되면 답이 "예"이고 원인은 상단 부분에 있다.

팔이 약하게 되면 원인은 차트 하단 절반 부분에 있다. 이 방법은 시간을 절약할 수 있다. 근본 원인이 어느 차트에도 없으면 원인을 모르는 상태에서 잘못을 바로잡는 보충제를 테스트해야 한다.

일단 원인이 상단 또는 하단에 있다고 결론이 나면 독소, 기생충, 영양소 이름을 각각 부르며 테스트한다. 이름을 부르며 테스트할 때 "이것이 문제의 근본 원인인가?"라고 질문한다.

차트 절반에 있는 독소, 기생충 또는 영양결핍 항목을 테스트한다. 그중 하나는 테스트 반응이 강하게 나와야 한다. 강하게 반응하는 것이 정답이다.

이제 건강문제의 첫 번째 이유를 찾았다. 특정 독소, 기생충 또는 영양결핍이 있는 열에 권장하는 보충제가 있다. 이 보충제들은 내가 몇 년 동안 사용하며 효과가 밝혀진 것이다. 물론 시장에는 문제를 바로잡는 다른 보충제가 여럿 있지만 그것들을 잘 알지 못한다. 근반응검사로 원하는 보충제를 자유롭게 선택할 수 있다. 근반응검사가 상태를 바로잡는다고 말한다면 그것을 사용하라. 근반응검사는 어떤 제품을 사용하느냐가 아니라 결과에 대한 것이다. 결과가 명확히 말할 뿐이다.

일단 첫 번째 이유를 찾아내고 바로잡았다면, 그 증상에 다른 이유가 있을 수 있다. 같은 증상에 여러 이유가 있을 수 있기 때문이다. 증상의 모든 원인을 찾았는지 확인하려면 "이 증상에 다른 이유가 있는가?"라고 질문한다.

다른 이유가 있으면 프로세스를 다시 시작해 문제가 있는 시스템을 찾는다. 모든 단계를 다시 반복한다. 이 특정 증상에 대한 다른 이유가 없을 때까지 이 과정을 계속한다. 각각의 증상은 별도로 테스트해야 한다. 질문을 더 정확하게 할수록 더 정확해지고 더욱 나은 결과를 얻을 수 있다.

근반응검사는 매우 정교하고 정확하며 멋지다 보니 소름이 끼칠 정도다. 일반적인 진술이나 질문을 하면 일반적인 답변을 듣는다는 사실을 항상 명심하라. 이 개념은 끌어당김의 법칙에 따라 당신이 집중하는 것을 얻게 해준다. 더 정확히 질문하면 몸이 은밀히 말하는 건강에 대한 많은 비밀을 알게 된다. 당신은 이제 이를 수행할 도구를 가지고 있다.

몸의 10가지 시스템

이 책의 다음 장들에서는 몸의 각 시스템에 대한 평가양식을 자세히 설명하고 각 시스템의 가장 일반적인 건강문제를 논의한다. 이들 증상에 대한 근반응검사를 하기 위해 사용할 질문과 설명이 나와 있다. 그것들은 실제 건강문제를 찾기 위해 근반응검사를 어떻게 사용할지를 알려준다. 질문 방법을 배우고 같은 순서로 질문해 신체의 모든 시스템에서 건강문제를 찾아낼 수 있다.

신체의 열 가지 시스템은 다음과 같다.

순환기계: 혈액, 심장, 동맥, 정맥, 모세혈관

소화기계: 식도, 하부 식도 판막, 위, 간, 담낭, 담관

창자: 소장-십이지장, 공장, 회장, 결장

내분비샘: 부신, 시상하부, 송과체, 뇌하수체, 비장, 흉선, 갑상샘, 부갑상샘, 난소, 고환

면역계/림프계: GALT, WBCwhite blood cells, 골수, 비장, 흉선, 림프액, 림프관, 림프절, 유모수조, 흉부/좌 림프관

신경계: 중추신경계, 자율신경계, 뇌신경, 척수신경, 신경총, 운동신경, 피부신경, 감각신경

생식계: 여성 생식기, 남성 생식기

호흡기계: 부비동, 세기관지, 폐

골격계: 뼈, 관절, 근육, 결합 조직, 근막, 연조직

비뇨기계: 신장, 요관, 방광, 요관

6 순환기계-영양분 전달자

이 장에서는 순환계의 기본 해부학과 생리학을 배운다. 이 정보는 보디 밸런스 힐링 시스템의 평가양식에 있는 선택사항에 상응한다. 테스트 중인 각 시스템에 대해 더 많이 알수록 답변이 더 정확해지고 더욱 나은 결과를 얻게 된다.

생명의 강 혈액

혈액은 '생명의 강'이다. 혈액은 신체와 뇌의 모든 세포에 산소와 기타 영양소를 운반하고 세포에서 노폐물을 제거하는 데 도움을 준다. 혈액이 제대로 흐르지 않으면 신체는 항상성 불균형을 겪으며 결국 질병이 유발된다.

혈액은 신체의 모든 세포로 흐르기 때문에 순환계는 최적의 건강 퍼즐에서 중요한 조각이다. 또 평가 시트의 첫 번째 선택 항목이기도 하다. 혈액을 검사하려면 "혈액은 완전한가?"라고 질문한다.

대답이 "아니요"이면 "혈액의 점도는 완전한가?"라고 물어본다. 약하게 테스트되면 혈액이 너무 진할 수 있다. 혈액의 점도를 테스트한다.

"혈액의 점도가 너무 진한가?"라고 물어본다.

이것은 만성 탈수, 비타민 E 결핍, 과도한 피브리노겐이나 간 문제로 발생할 수 있다. 혈액 점도가 너무 진하면 "만성 탈수 때문인가? 비타민 E 결핍 때문인가? 피브리노겐 과잉 때문인가? 간 때문인가?"를 물어본다.

혈액이 진하면 심장을 더 세게 펌프질하게 만들어 고혈압을 유발한다. 피가 진한 이유를 찾아내 부록을 참고하여 불균형을 바로잡는다. 바로잡고 나서 다시 질문한다.

"혈액은 완전한가?"

이를 반복 테스트해 혈액에 있는 두 번째 이유를 선택한다.

모든 증상에는 여러 가지 이유가 있을 수 있음을 항상 명심하라. 다른 이유가 없고 혈액이 완전하다고 할 때까지 같은 테스트를 계속한다.

순환계에 대한 질문은 다음과 같이 한다.

"혈액이 잘 흐르는가?" 혈액 점도가 완전하고 혈액이 완전하게 흐르지 않으면 원인은 평가 시트에 있는 선택 항목 중 하나이거나 그 이상이 될 수 있다.

"심장의 혈류가 부족한 이유가 심장에 있는가? 동맥에 있는가? 세동맥에 있는가? 모세혈관에 있는가?"라고 질문한다.

이 질문은 테스트하는 기관, 내분비샘, 조직을 더해 더 구체적으로 할 수 있다.

"간에서의 혈류가 완전한가? 비장, 신장은 어떤가?"

혈액을 바로잡은 후에는 질문을 한다.

"순환계에 이 증상을 유발하는 어떤 다른 것이 있는가?"

대답이 "아니요"이면 평가 시트의 다음 시스템으로 이동한다.

대답이 "예"이면 다음 질문을 해본다.

"근본 원인이 심장, 동맥, 세동맥, 모세혈관, 정맥, 정맥 모세혈관 중 어디에 있는가?"

질문에 강하게 반응하면 다른 이유가 순환계에 있음을 찾은 것이다. 위의 순서를 반복하여 문제가 있는 부분을 찾는다.

"이 증상의 근본 원인은 독소인가? 기생충인가? 영양결핍인가? 조직 손상인가?"

펌프와 같은 심장

심장은 평가 시트에서 혈액 다음으로 해야 할 테스트 항목이다. 앞서와 같은 질문을 하되 '혈액' 대신 '심장'으로 바꾼다. 테스트의 유일한 차이점은 작동 비율%이다. 심장의 모든 조직은 95%가 아니라 100%로 작동해야 한다.

심장은 동맥, 정맥, 폐에 혈액을 흐르게 하는 펌프이다. 심장은 자신만의 전기 시스템을 포함한다. 심장의 자연적 '박동조절기'는 동방결절이다. 심장 두근거림, 심계항진, 피로, 고혈압이 있다면 심장 테스트가 필요하다. 동방결절은 기본 건강 평가 시트에 없다. 심장에 문제가 있고 이런 증상이 있으면 동방결절을 검사하는 것이 좋다.

"동방결절이 이런 증상을 유발하는가?"

심장은 매우 중요하므로 관상동맥이라고 하는 자체 혈관을 가진다. 심장의 근육은 심근이고 신경계는 심장전도계이다. 심장에서 근본 원인을 찾으려면 다음과 같이 질문해본다.

"심장에서 근본 원인이 심근, 관상동맥, 심전도 시스템 중 어디에 있는가?"

심장에는 승모판, 대동맥판, 삼첨판, 폐동맥판 등 4개 판막이 있다. 이들 판막이 증상을 유발하는지를 확인하려면 "심장 판막이 이러한 증상을 유발하는가?"라고 질문한다.

여기서 특별히 '심장' 판막이라 한 것에 주목하기 바란다. 그 이유는 몸에 다른 판막이 있기 때문이다. 질문이나 진술이 더 구체적일수록 답변이 더 정확하다는 것을 명심하라.

근본 원인이 있는 심장 부위를 찾았으면 검사하여 작용의 퍼센트와 정확한 이유를 알아낸다. 그것을 바로잡을 보충제는 부록을 참조하라.

보디 밸런스 힐링 시스템을 계속 공부하면 심장에 대해 더 많이 배우게 된다.

심장에서 혈액을 운반하는 혈관

심장 다음으로 동맥을 살펴본다. 동맥은 심장에서 혈액을 운반하는 혈관이다. 깨끗한 혈액은 심장에서 펌핑되어 대동맥궁을 거쳐 전신과 뇌로 분배된다. 동맥이 완벽하게 작용하지 않는 곳은 혈류가 부족해져 영양결핍이 되고 결국 질병이 발생한다.

심장은 전신과 폐 두 혈류 시스템에 혈액을 공급한다. 동맥은 양쪽 모두에서 사용된다. 전신 순환에서 심장의 좌심실은 동맥을 통해 신체의 모든 조직과 뇌로 신선한 혈액을 펌프질 한다. 폐순환에서 동맥은 우심실에서 폐로 산소가 없는 더러운 혈액을 심장에서 폐로 운반한다.

정맥은 동맥과 반대되는 역할을 한다. 정맥은 더러워지고 산소가 없어진 혈액을 하대정맥과 상대정맥을 통해 심장의 우심방으로 다시 보낸다. 거기에서 혈액은 폐동맥을 통해 폐로 이동한다. 일단 혈액에 산소가 공급되면 정맥은 혈액을 좌심방으로 다시 이동시키고 좌심실을 통해 생명을 주는 혈액이 전신 동맥을 통해 신체와 뇌로 펌핑된다.

동맥과 정맥에는 모두 미세 혈관이 있다. 모세혈관은 산소와 영양분을 몸의 모든 조직에 공급한다. 정맥에서 가장 작은 혈관은 정맥모세혈관이다. 정맥모세혈관은 림프관에 연결되어 조직에서 노폐물을 제거하는 데 도움을 준다.

동맥과 모세혈관 사이에는 세동맥이 있다. 이들 혈관은 동맥보다 작지만 모세혈관보다는 크며 동맥에서 모세혈관으로 가는 혈류를 연결해준다. 세정맥은 정맥계의 일부로 정맥과 정맥 모세혈관을 연결한다.

근반응검사에서 세동맥은 동맥이나 모세혈관처럼 근반응검사를 하지 않는다. 세정맥venules은 정맥 또는 정맥모세혈관처럼 테스트하지 않는다. 순환계를 더 정확하게 검사하려면 세동맥과 정맥을 포함해야 한다. 근본 원인이 혈관에 있다고 판단되면 질문을 해본다.

"동맥에 근본 원인이 있는가? 세동맥에, 모세혈관에, 정맥에, 세정맥에, 정맥모세혈관에 있는가?"

처음 근반응검사할 때 정맥이 약하면 이 모든 혈관이 약한 반응을 보일 수 있다. 동맥도 마찬가지다. 동맥 또는 정맥의 각각 다른 세 부위에 대해 물어보아 정확한 위치를 찾을 수 있다. 질문이 더 정확할수록 더욱 나은 결과를 얻을 수 있음을 명심하라.

정맥에는 동맥에는 없는 고유 기능이 있다. 정맥 판막은 심장이 발에서 심장으로 혈액을 펌프질하는 동안 혈류가 역류하는 것을 방지하도록 설계되어 있다. 심장은 한 번 만에 발에서 심장으로 피를 보낼 수 없다. 심장이 쉬는 동안 정맥 판막이 없으면 혈액은 중력을 따라 다리 아래 부위로 고이게 된다. 이것은 정맥 밸브가 제대로 작동하지 않는 경우 정확히 발생한다. 발과 발목의 부종, 양말 자국, 하지 부종으로 인한 통증은 모두 정맥 판막이 충분히 작용하지 않는 증상이다.

"모든 정맥 판막이 충분히 작동하는가?"

순환기계의 가장 큰 문제는 고혈압과 심장질환이다. 고혈압에 대한 의료계의 해결책은 수치를 일정하게 유지하지만 근본 원인은 해결하지 못하는 약을 처방하는 것이다. 근본 원인을 바로잡지 못하기 때문에 증상이 악화되어 2차 또는 3차 혈압약이 처방된다. 고혈압의 근본 원인은 결코 약물 결핍 때문이 아니다.

혈압을 올바르게 근반응검사하려면 수축기상단와 이완기하단를 별도로 테스트해야 한다. 이 두 혈압의 수치는 심장의 두 가지 완전히 다른 활동인 수축기와 휴지기를 나타낸다. '혈압'은 너무 광범한 말이다. 따라서 다음과 같이 질문해야 한다.

"수축기 혈압이 범위 내에 있는가?"

"이완기 혈압이 범위 내에 있는가?"

둘 중 하나라도 근 반응이 약하면 질문하여 그 이유를 찾는다.

"원인이 순환기계에 있는가?" 대답이 "예"이면 근반응검사로 평가 시트를 활용하여 순환기계를 테스트한다. 순환기 계통 때문이 아니라면 고혈압의 근본 원인이 있는 계통을 테스트한다.

피로는 순환기계가 원인일 수 있다. 적혈구RBC: red blood cell는 모든 조직에 신선한 산소를 운반하는데, 이를 산소 운반 능력이라고 한다. 이것은 RBC의 작업 수행 능력을 나타낸다. 이것이 완벽하게 작동하지 않으면 뇌와 신체에 산소가 충분히 공급되지 않는다. 뇌에 산소가 충분히 공급되지 않으면 피로, 멍한 머리, 두통 증상으로 나타난다.

"산소 운반 능력이 완벽하게 작용하는가?"

대답이 "아니요"이면 물어본다.

"비타민 B_{12} 때문인가?"

대답이 "예"이면 다시 물어본다.

"비타민 B_{12}가 적혈구 세포에서 활용될 수 있는가?"

이 질문에 대한 답은 설명이 필요하다. 적혈구 세포에서 활용될 수 있는 경우 근본 원인은 위장의 벽 세포에서 분비되는 내인성 인자가 부족하기 때문이다. 이것은 벽세포의 조직 손상 때문에 발생한다. 비타민 U를 포함하는 바이오틱스 가스트라자임Biotics Gastrazyme을 사용하라. 동시에 혀밑에서 녹여 먹는 비타민 B는 벽세포가 복구되는 동안에 산소 운반 능력을 바로 잡는 좋은 방법이다. 비타민 B_{12}는 근본 원인이 고쳐지는 동안에만 사용하는 임시 해결책이다.

순환기계에 대한 건강 평가를 마쳤으면 건강해지는 큰 발걸음을 내디딘 것이다. 일단 교정되면 몸과 뇌에 혈류가 충분히 공급된다. 활기차게 건강으로 가는 다음 시스템은 소화기계다.

7 소화기계-음식 처리자

자연건강요법사 40명에게 강의하던 때가 기억난다. 파워포인트 첫째 장에서 “당신이 먹는 것이 바로 당신이다”를 보여주면서 프레젠테이션을 시작했다. 나는 “여러분 중 몇 명이나 이 말을 믿나요?”라고 물었다. 참석자 절반 이상이 손을 들었다. 크고 굵은 빨간색 글자로 “아니요”라고 쓰여 있는 다음 장이 나타났다.

물론 건강한 음식을 먹는 것이 더 나은 건강을 위한 첫걸음이다. 아주 깨끗한 유기농 식품을 먹는 것도 중요하지만 그 식품을 소화하지 못한다면 어떻게 될까? 당신은 세포가 활용할 수 있는 만큼만 건강해진다. 몸의 모든 세포에는 영양분이 필요하다. 몸이 음식을 제대로 소화하지 못하면 세포가 최적의 기능을 계속 유지하는 데 필요한 영양소를 공급받지 못한다.

그러므로 건강 비결은 무엇을 먹느냐가 아니라 무엇을 소화하고 사용하느냐에 있다. 정크푸드를 먹으면 건강한 몸을 만들 수 없다는 것은 분명하다. 그러나 건강에 좋은 음식을 먹는다고 해서 반드시 활기찬 건강과 장수를 보장하는 것은 아니다.

세포에 영양분을 전달하기 위해 몸에서 올바르게 작동해야 하는 4가지 활용 단계가 있다. 여기에서는 몸의 모든 세포에 완벽한 영양소를 전달하는 소화 과정의 모든 단계를 배운다.

소화란 무엇인가

소화는 음식을 잘게 부숴 음식의 영양소가 몸에 흡수되어 결국 세포로 들어가는 것이다. 소화는 단백질, 지방, 당분, 전분, 섬유질을 분해하는 것이다. 이들 중 하나라도 제대로 소화되지 않으면 신체는 해당 영양소의 결핍을 일으켜 불균형을 유발하고 시간이 지남에 따라 질병이 되는 육체적 증상을 유발한다.

소화 기능에 대한 근반응검사의 첫 번째 단계는 단백질 소화를 얼마나 잘하는지 테스트하는 법을 배우는 것이다. 단백질 소화가 중요한 이유는 몸이 단백질을 만들거나 저장하지 않기 때문이다. 최적의 건강한 몸을 만들려면 매일 몸에 공급해야 하는 9가지 필수 아미노산이 있는데, 이는 완전한 단백질에서 찾을 수 있다. 9개 필수 아미노산은 몸의 모든 조직을 구성하는 서로 다른 단백질 사슬 수천 개로 구성되는 서로 다른 아미노산 22개를 구성한다. 이 때문에 단백질 소화가 중요하다.

환자는 이미 뛰어난 의사와 유명한 클리닉을 방문한 뒤 나를 찾아온다.

많은 경우 근반응검사로 발견되는 첫 번째 문제는 단백질을 제대로 소화하지 못한다는 것이다. 안타까운 점은 "의사들 중 누구라도 당신이 단백질을 소화하지 못하고 있다고 말했나요?"라고 물으면 대답은 항상 "아니요"라는 것이다. 이 의사들 중 누구도 건강에서 아주 중요한 요소 중 하나인 단백질과 기타 영양소의 소화를 확인하지 않는다.

고기를 먹지 않는 분들은 단백질 소화를 걱정할 필요가 없다고 생각할 수도 있다. 부디 당신 건강에 대해 그런 극단적인 실수를 하지 마라. 거의 모든 음식에는 제대로 소화되어야 하는 단백질이 어느 정도 있다. 고기를 먹든 안 먹든 이 세 단계를 완료하여 단백질을 소화하고 있는지 확인해야 한다.

소화 과정

소화는 우리가 먹는 음식을 세포 수준에서 몸이 사용하도록 작게 분해하는 것이다. 소화가 제대로 되지 않으면 몸이 좋아질 수 없다. 수많은 사람이 이 불균형에 영향을 받는다. 증상이 어떻든 매번 테스트하는 첫 번째 시스템은 소화 시스템이다. 음식을 소화하지 못해 몸이 그것을 사용하지 못한다면 상황을 바로잡기 위해 어떤 보충제나 음식을 먹어도 몸이 활용할 수 없다. 모든 영양소가 완벽하게 소화되는지부터 확인하는데, 단백질부터 시작한다.

• 단백질 소화

단백질 소화의 3단계는 다음과 같다. 먼저 위에서 단백질이 소화되는 것은 단백질 소화 단계적 연쇄반응 단계의 첫 번째 순서다. 염산HCl과 펩신이 혼합되어 단백질을 펩타이드로 만든다. 단백질이 완벽하게 소화되는지 확인하기 위해 근반응 검사로 물어본다.

"단백질이 완벽하게 소화되는가?"

근 반응이 강하면예 다음 영양소인 지방으로 진행한다. 만약

근 반응이 약함거짓으로 나오면 정확한 원인을 찾기 위해 다음 질문을 한다.

"단백질이 완벽하게 소화되지 못하는 이유가 염산이나 펩신 결핍 때문인가?"

만약 강한 반응이 나오면 답을 찾은 것이니 부록을 참조하라. 대답이 "아니요"로 나오면 다음 질문을 한다.

"이 문제의 원인은 프로테아제 결핍인가?"

프로테아제는 췌장에서 생성되어 분비되는 효소로 단백질 소화의 두 번째 단계를 완료한다. 프로테아제가 원인이면 부록을 참고해 올바른 소화 효소를 찾는다. 효소를 먼저 선택하고 질문한다.

"이제 이 효소를 사용하면효소 제품의 이름을 말하거나 효소 병을 피험자 몸에 댄다 단백질을 소화하는 데 프로테아제가 충분한가?"

이제 문제를 해결하는 효소를 찾았으면 식사 때마다 사용한다. 그렇지 않으면 프로테아제를 공급하는 올바른 효소를 찾을 때까지 계속 테스트한다. 올바른 효소를 찾으면 물어본다.

"지금 단백질이 완벽하게 소화되는가?"

대답이 "예"강한 저항이면 단백질 소화 테스트를 마친다. 만약 "아니요"이면 단백질 소화에 영향을 줄 수 있는 두 가지 효소로 키모트립신과 트립신이 있다. 키모트립신과 트립신은 췌장에서 생성되어 총담관을 통해 소장으로 분비된다. 대부분 소화 효소는 단백질 소화를 위한 이 두 가지 중요한 효소를 포함하지 않고 있다. 이 두 효소는 단백질 소화 과정을 완성하는 세 번째 단계다.

이 세 영역 중 하나가 완벽하게 작동하지 않으면 소화가 되기 어렵다. 이러한 소화기계 문제에는 한 가지 이상의 이유가 있을 수 있다. 그렇기에 첫 번째 보충제를 찾은 후 첫 번째 질문을 다시 하는 것이 중요하다. 피험자가 선택한 보충제를 잡은 후 근육이 강하게 유지되면 문제를 바로잡아 수정한 것이다. 그렇지 않다면 단백질이 완벽하게 소화될 때까지 계속한다.

단백질이 제대로 소화되지 않는 원인은 무엇일까? 단백질 소화의 첫 단계는 위에서 일어나는데, 염산과 펩신 분비로 조절된다. 많은 사람은 염산이 단백질을 분해한다고 믿는다. 하지만 사실은 그렇지 않다. 염산은 펩시노겐과 결합하여 위장에서 유미즙이라는 산성 액체를 생성한다.

이 구성 요소 중 하나라도 정확하지 않으면 단백질 소화의 첫 번째 단계가 완료될 수 없으며 단백질이 제대로 소화되지 않는다. 이러한 상황에서는 매 식사와 함께 염산베타인과 펩신이 함유된 제품을 권장한다. 이는 식사 중 먹어야 한다. 혹시 잊어버리더라도 가능한 한 식사 중 섭취하는 것이 중요하다. 늦더라도 안 하는 것보다 낫다.

• 효소의 마법

소화에 매우 중요한 효소는 일이 일어나게 만드는 촉매제다. 효소는 음식을 분해할 수 있는데, 특이하게도 프로테아제 효소는 단백질을 분해한다. 염산은 효소가 아니다. 리파아제 효소는 지질을 분해하는데 이것은 지방을 말한다. 아밀라아제 효소는 탄수화물을 분해한다. 수크라아제와 말타아제 분해당 같은 이당류 효소는 당분을 분해한다. 소화가 완벽하게 작용하는지 확인하려면 이들 효소를 이해해야 한다.

완벽한 소화를 돕는 두 가지 소화 효소 공급원이 있다. 효소의 첫 번째 공급원은 음식 효소다. 이는 날것이나 찐 유기농 식품에 있다. 효소는 열에 매우 민감해서 유기농이 아니거나 48℃ 이상에서 조리된 식품은 모든 효소가 파괴된다. 효소의 두 번째 공급원은 섭취하는 음식에 빠져 있는 효소를 공급하는 소화 효소 보충제이다. 이들은 매 끼니 음식이 제대로 소화되도록 책임진다.

유기농 식품을 섭취하지 않거나 효소 보충제를 사용하지 않으면 몸은 에너지 생산과 같은 몸의 다른 일에 사용되는 효소를 가로채야 한다. 추수감사절 식사 후를 생각해보라. 가족이 모두 저녁식사를 하려고 둘러앉았을 때, 나는 먼저 효소를 먹고 원하는 사람들에게 효소 병을 돌린다. 식사 때 효소를 먹은 사람은 식사 후 더 많은 에너지를 가지고 텔레비전을 보며, 중간에 잠들지 않는 것을 여러 번 보았다. 왜 이런 일이 일어날까?

간에서는 소화 효소와 대사 효소를 생산하는데, 이는 몸의 에너지와 조직 복구 등에 사용된다. 식사 때마다 소화 효소를 먹지 않으면 몸은 방금 먹은 음식을 소화하는 데 필요한 소화 효소를 공급하기 위해 간에서 '에너지 효소'를 강탈한다. 이로써 몸의 다른 기능을 위해 설계된 귀중한 효소를 없애버린다. 이런 효소 고갈은 신체의 균형을 무너뜨리고 나쁜 증상과 질병을 유발한다.

• 지방 소화

지방 소화에는 두 단계가 있다. 첫 번째 단계는 지방을 유화하는 것이다. 이 단계는 효소가 효과를 발휘하기 전 지방에 있는 기름을 분해하는 데 필수적이다. 설거지할 때 세제를 사용하는 것과 같은 유화작용을 생각해보라. 물로만 설거지하면서 그릇이 깨끗해지기를 기대하지는 않을 것이다. 유화작용은 간에서 생성되고 담낭있는 경우이 조절하는 담즙이 수행한다. 담낭이 없으면 식사 때마다 담즙이 포함된 보충제를 먹는 것이 필수적이다.

위에서 분해된 음식물은 소장의 윗부분인 십이지장으로 이동한다. 이곳은 담즙이 담낭에서 담관을 통해 십이지장 상부로 운반되는 곳이다. 이것은 몸에서 완벽하게 타이밍이 맞춰지며 지방 소화를 위한 중요한 단계다. 지방 소화의 두 번째 단계는 췌장에서 생성되어 췌장관을 통해 십이지장 상부의 동일한 영역으로 분비되는 리파아제다. 이 두 분비물은 모두 지방을 소화하려면 완전해야 한다.

"지방이 완벽하게 소화되고 있는가?"

그렇지 않으면 질문한다.

"지방이 완벽하게 유화되는가?"

대답이 "아니요"이면 담즙 소화 보충제를 추가한다부록 참조.

지방이 완벽하게 소화되지 않지만 완벽하게 유화되면 근본 원인은 리파아제 결핍 때문이다. 이때 리파아제 소화 효소제를 추가한다부록 참조.

• 탄수화물 소화

탄수화물은 두 가지 서로 다른 소화 영역으로 나뉜다. 첫 번째 유형은 탄수화물이다. 탄수화물 소화는 음식을 씹을 때 생성되는 타액 아밀라아제에서 시작된다. 타액 아밀라아제는 침샘에서 분비된다. 이것은 완벽한 소화에서 첫 번째 단계다. 두 번째 단계는 췌장 아밀라아제로 췌장에서 생성되어 췌장관을 통해 십이지장으로 분비된다.

"탄수화물이 완벽하게 소화되는가?"

아니라면 아밀라아제를 포함하는 소화 효소를 추가한다부록 참조.

두 번째 유형의 탄수화물은 당분이다. 모든 탄수화물은 결국 당으로 분해되지만 당분은 소화가 다르게 된다. 당분 소화는 위장관G.I tract의 미세융모가 통제한다. 이 미세융모에서는 이당류를 분비하는데, 이것은 다양한 유형의 당을 사용 가능한 포도당으로 분해하도록 만들어진 다양한 종류의 효소다.

"모든 당분이 완벽하게 소화되는가?"

대답이 "아니요"이면 이당류 효소가 포함된 소화 효소를 추가한다부록 참조.

음식을 제대로 소화하지 못하는지 어떻게 알 수 있을까? 가장 명백한 증상은 팽만감과 트림이다. 이것은 단백질과 당분 소화 불량 때문에 생긴다. 이들 물질 중 하나가 제대로 소화되지 않으면 소화되지 않은 음식 입자가 더 낮은 위장관으로 이동한다. 이 소화되지 않은 음식은 발효하거나 썩으면서 가스와 유해 박테리아를 유발한다. 지방이 소화되지 않으면 메스꺼움, 체중 증가, 호르몬 결핍, 피부 건조를 유발할 수 있다.

이러한 증상 중 하나가 있을 때 가장 좋은 조언은 다음 두 가지 소화 보충제를 시도해보라는 것이다.

첫 번째 유형은 베타인 염산과 펩신을 포함해야 한다. 이 조합은 염산을 증가시켜 위의 단백질 소화를 도와준다. 이 보충제는 식사 중 먹어야 한다. 1캡슐로 시작하여 보충제를 복용한 후 위장이 따뜻해질 때까지 한 끼에 1캡슐을 늘린다. 온기가 느껴지면 보충제 하나를 줄인다. 이것이 현재 필요한 정확한 양이지만 이는 바뀔 수 있다. 보충제를 복용한 후 위가 따뜻하다고 느낄 때마다 계속 줄인다. 처음 복용량 이후 보충제가 줄어들 때마다 몸의 염산이 개선된다는 확실한 신호다.

두 번째 소화 보조제는 식물 효소 또는 췌장 효소다. 췌장 또는 식물 효소에는 수크라아제, 아밀라아제, 리파아제, 말타아제 등과 같은 효소가 있다. 모두 -아제-ase로 끝나는 공통 표시가 있다.

식물 효소를 사용하는 방법에는 두 가지 있다. 첫째로 가장 일반적인 것은 소화를 개선하려고 식사 중 복용하는 것이다. 둘째 방법은 복부팽만 또는 트림을 개선하는 것이다. 이들 증상이 나타나면 음식 없이 단백질 분해 효소를 섭취한다식전 1시간 또는 식후 2시간. 공복에 효소를 복용하는 것은 소화하려는 것이 아니라 치료하려는 것이다. 음식을 소화할 필요가 없는 사용되지 않은 효소는 위장관으로 이동해 복부팽만과 트림을 일으키는 소화되지 않은 음식 입자들을 모두 정화한다.

근반응검사는 소화기계 균형을 맞추는 데 매우 중요하다. 수백만 명이 소화 불량으로 고통받지만 의료계는 근본 원인을 치유하지 못하는 약물치료 말고는 답을 가지고 있지 않다. 근반응검사를 사용하면 어떤 제품이 필요한지 추측할 필요가 없다. 여러분 몸은 이미 무엇이 필요한지 알고 있고 근반응검사는 신체의 타고난 지능과 의사소통하는 간단하고 입증된 기술이다. 여기에는 소화력을 높이기 위해 원하는 답을 얻는 데 도움이 되는 근반응검사 진술과 질문이 있다.

소화기 계통 해부학

• 식도 · 하부 식도 괄약근

소화를 위한 근반응검사 방법을 알았으니 이제는 다양한 소화기계의 구성 요소인 식도를 연구해본다. 근본 원인이 식도에 있으면 기본 절차를 사용하여 작용 정도%와 불균형의 이유를 알아낸다.

"식도가 충분히 작용하는가?"라고 물어본다.

긍정이면 다음 선택으로 이동한다.

"하부 식도 괄약근이 완벽하게 작용하는가?"

하부 식도 괄약근 문제는 사람들에게 흔하다. 질문이 괄약근이 '충분하게'가 아니라 '완벽하게' 작용하는지 물어본 것을 주목하라. 음식이 식도에서 위의 상부로 이동할 때 밸브가 완벽하게 작동하면 단단히 닫힌다. 하부 식도 괄약근은 식도 하부에 있다. 이 밸브가 올바르게 작용하지 않으면 단단히 닫히지 않아 산성 성분이 식도로 역류할 수 있다.

이 기능부전은 속쓰림, 위 식도 역류나 역류성 식도염의 주된 이유가 된다. 이런 문제는 많은 의사가 생각하는 것처럼 너무 많은 염산으로 발생하는 것이 아니다. 질문할 사항은 다음과 같다.

"하부 식도 괄약근이 이 증상의 원인인가?"

그렇지 않다면 다음 선택으로 이동하고 그렇다면 불균형을 일으키는 네 가지 원인에 대해 각각 질문한다.

"원인이 독소인가? 영양결핍인가? 기생충인가? 조직 손상인가?"

원인을 찾았으면 부록의 권장 보충제를 참조한다.

• 위

소화 문제가 발생하면 사람들은 처음에 그 문제가 위에 있다고 생각한다. 하지만 위에 대한 근반응검사가 약하게 나올 때는 세 부분을 검사해야 한다.

위의 첫 번째 부분은 들문이다. 이 부위는 위의 상부로, 덩어리음식가 식도 아래로 이동하면 도착하는 부위다. 메스꺼움이나 복통으로 고통받는 경우 위의 이 부분이 원인일 수 있다. 이 부분은 특히 염산 생산이 낮을 때 헬리코박터 파일로리H. pylori의 일반적 번식지다.

"위의 들문 부위가 이 증상의 원인인가?"

대답이 "아니요"이면 다음 선택을 계속한다. 만약 그렇다면 네 가지 원인 중 어느 것이 이상증상을 유발하는지 근반응검사를 하고 위에서와 같은 방법으로 그것을 바로잡는다.

위의 다음 부위는 몸통으로 여기서 소화가 일어난다. 몸통에서는 염산, 펩신, 위액이 함께 분비된다. 이 산성 액체를 미즙chyme이라고 하며 아미노산과 미네랄을 분해함으로써 소화 과정이 시작된다.

"이 문제의 원인은 위의 몸통인가?"

"위 점막이 이 증상을 유발하는가?"

"염산 결핍이 근본 원인인가?"

그렇다면 위와 같은 동일한 순서로 바로잡는다. 그렇지 않으면 세 번째 부위인 유문을 테스트한다. 여기에는 유문 괄약근이 포함되는데, 유미즙위산을 소화 과정의 다음 부위인 소장으로 분비하는 판막 역할을 한다.

"유문 괄약근이 이 증상을 일으키는가?"

근본 원인이 소화기계에 있는데 그것이 위장이 아니라면 주된 원인은 다음 영역 중 하나에 있을 것이다.

• 간

간은 몸에서 가장 크고 제일 열심히 일하는 기관이다. 우리 삶이 간에 달려 있다. 간은 해독을 하고 효소를 생성한다. 담즙을 분비하고 글리코겐사용 가능한 포도당을 저장하며 신체에서 다른 많은 기능을 수행한다. 간의 우엽이 중심 역할을 하는데 우엽은 간의 가장 큰 부분으로 오른쪽 갈비뼈 아래에 있다. 우엽은 문제가 가장 흔히 발견되는 부위다. 간의 좌엽과 다른 작은 부분도 있다. 여기에서는 간의 우엽과 좌엽에 초점을 맞춘다.

"간이 특정 문제의 원인인가?"

근반응검사 반응이 강하게 나오면, 즉 맞으면 일반적 테스트와 구체적 테스트 중 선택할 수 있다. 테스트하는 정도는 항상 사용자가 선택한다. 이 옵션은 불균형을 발견한 모든 장기나 내분비샘에 적용된다. 일반 테스트를 하기로 결정했다면 문제를 해결하는 올바른 보충제를 찾는다. 일단 "간이 문제를 계속 발생시키는가?"라는 질문을 하고 근반응검사가 거짓이면, 즉 약하면 이것이 원인이 아니다. 간에 대한 좀더 구체적인 근반응검사를 수행하려면 3단계 해독 단계로 시작하는데, 다음과 같은 질문을 한다.

"간에서 1단계 해독이 완벽하게 작용하는가?"

"간에서 2단계 해독이 완벽하게 작용하는가?"

"간에서 3단계 해독이 완벽하게 작용하는가?"

이 세 단계는 모두 간의 우엽에서 일어난다. 1단계와 2단계는 주요 해독작용이다. 해독작용의 주요 목적은 혈액에서 독소를 내보내는 것이다. 3단계는 담즙 배설에 관여한다. 이 단계 중 하나라도 완벽하게 작용하지 않으면 바로잡아야 한다.

최적의 건강을 위해 1단계나 2단계가 100% 작용하지 않으면 독소가 혈류에 들어가 몸 조직 전체에 퍼지게 된다. 이런 침해는 면역 체계에 경계 태세를 취하게 하고 염증을 일으킨다. 3단계가 완벽하지 않으면 결장colon으로 분비되는 담즙이 결장과 대변 형성에 영향을 미친다.

• 담낭

소화기계의 이 부속 기관은 간에서 생산되는 담즙을 저장하는 공간이다. 담즙은 지방지질 소화를 돕는 녹색 액체다. 담낭은 지방을 먹었다는 신호를 받으면 수축하여 저장된 담즙을 담관을 통해 십이지장으로 밀어 넣어 지방을 유화한다.

담낭은 많은 사람에게 문제를 일으킨다. 담낭 결석과 발작에 대한 무시무시한 이야기를 많이 들어 알고 있다. 가장 기억에 남는 이야기는 우리 딸 레슬리에 관한 것이다.

어느 일요일 늦은 밤 레슬리 남편 브라이언이 전화해 레슬리가 고통이 심해서 지역 병원 응급실에 있다고 했다. 그러면서 오른쪽 갈비뼈 아래에 통증이 있다고 설명했다. 원격으로 근반응검사를 해보니 통증의 근본 원인이 담낭 때문이었다. 즉 딸에게 담석이 있었다!

나는 급히 병원으로 달려가 딸에게 집으로 가자고 간청했다. 만약 병원에 더 있으면 의사가 수술을 시작해 아침이 되기 전에 담낭이 제거될 거라고 경고했다.

몹시 고통스러워하면서도 집에 가기로 한 딸은 접수원에게 걸어가서 마음이 바뀌었다고 말하고 손목밴드를 주었다. 접수원은 깜짝 놀라며 "좋아요. 하지만 곧 돌아올 거예요"라고 했다.

레슬리가 너무 고통스러워해서 사무실에 있는 마사지 테이블에 부드럽게 들어 올려야 했다. 자연요법의사인 아들 마이클과 함께 전자장비, 천연보충제, 에너지 힐링을 적용했다. 여기서 '흰빛'이라고 하는 에너지 힐링레이키, 프라닉 힐링, 퀀텀터치 등을 말한다-옮긴이을 2시간 정도 지속했다. 이 과정을 모두 마쳤을 때 딸은 마사지 테이블에서 몸을 일으켜 고통 없이 집으로 갔다. 그 이후 고통을 겪지 않았으며 병원에 다시 갈 필요도 없었다.

이 이야기와 함께 주의할 점을 덧붙이고자 한다. 메스꺼움,

등 뒤로 뻗어가는 오른쪽 갈비뼈 아래 통증 증상이나 오른쪽 어깨 통증과 같은 담낭 불균형 증상이 나타나면 당장 담낭 교정을 시작하라. 날카롭고 지속적인 통증이 있으면 응급치료가 필요할 수 있다. 그렇게 나빠지지는 않았으면 좋겠지만, 만약 그런 일이 생긴다면 곧장 전문 의사를 찾아가야 한다. 담낭 절제술을 받은 많은 사람이 지방을 소화하는 데 문제가 있다. 담낭이 없으면 끼니마다 소 담즙과 함께 소화 보충제가 필요하다.

• 담관

담관은 담낭에서 십이지장으로 담즙을 이동시키는 관이다. 담낭이 제거되면 신호를 받아 담즙을 분비하는 것이 아니라 계속 분비하게 된다. 종종 담관에 유착이 생기는데, 그러면 조직이 서로 달라붙어 담즙이 제대로 흐르지 못한다.

"모든 담관이 충분히 작동하는가?"

대답이 "아니요"이면 질문한다.

"문제가 담관 유착에 있는가?"

유착은 미량 미네랄인 셀레늄이 부족하여 발생한다. 나중에 설명하는 지문 진동수Fingerprint Frequency 프로그램에서 말하기를 유착 진동수는 12.9[14.9]이다.

다른 사람의 담낭에 대한 근반응검사를 할 때는 테스트받는 사람에게 담낭이 있는지 반드시 확인한다. 없는 담낭을 검사하는 것보다 더 쉽게 근반응검사자로서 신뢰를 망치는 일은 없다. 담낭이 있는지 직접 물어볼 수도 있고 근반응검사로 알아낼 수도 있다.

"담낭이 있는가?"라고 물어본다. 팔이 강하게 반응하면 담낭이 있는 것이고, 약하게 반응하면 담낭이 없는 것이다.

소화기계 평가를 완료하면 소화기계 문제의 근본 원인을 알 수 있다. 소화 과정의 모든 불균형을 교정한 뒤 "소화기계가 여전히 이러한 증상을 유발하는가?"라고 물어본다.

근반응검사 반응이 강하면 적어도 하나 이상의 문제가 있다고 몸이 말하는 것이다. 소화기계에 대한 상기 질문을 반복해 다른 선택을 하도록 한다. 몸이 위의 질문에 약하게 반응하면 소화기계에는 원인이 없다는 것을 나타낸다. 다음으로는 몸의 영양소 활용을 알아본다.

영양소의 활용

활용한다는 말은 세포가 영양소를 얼마나 잘 받아들이고 몸이 얼마나 효과적으로 영양소를 에너지로 사용하고 원상회복하느냐는 것이다. 소화는 4단계 중 첫 번째 단계일 뿐이다. 나머지 세 가지는 위장관GI track: gastro-intestinal tract 흡수, 대사 그리고 세포 수준에서 활용이다. 다음 단계인 영양소 흡수 정도를 테스트한다.

1. 영양소가 위장관에서 혈류로 흡수되어야 한다. "모든 영양소가 위장관을 통해 혈류로 충분히 흡수되는가?"라고 물어본다. 영양소가 제대로 흡수되지 않으면 위장관 수용체가 원인이다. "모든 위장관 수용체가 최소한 충분히 작용하는가?"라고 물어본다.

   수용체가 최소한 충분히 작동하지 않는다면 일반적으로 독소 때문이다. 근반응검사로 독소인지 확인한 다음 수용체에서 독소를 제거하는 적절한 보충제를 찾는다. 올바른 것을 선택했다면 보충제를 몸에 대고 묻는다. "모든 위장관 수용체가 이제 완벽하게 작용하는가?" 그렇지 않다면 강한 근육 반응을 얻을 때까지 보충제를 바꾼다.

2. 간은 영양소를 완벽하게 대사해야 한다. 이것은 간 우엽에서 발생한다. "간은 모든 영양소를 완벽하게 대사하는가?" 그렇지 않으면 완벽하게 작동하지 않는 이유를 찾고 대사를 바로잡을 보충제를 추가한다.
3. 마지막 단계는 영양분을 세포에 전달하는 혈액에 관한 것이다. 세포 혈장막에는 텔레비전 안테나 접시처럼 작동하는 '수용체'가 있다. 수용체는 특정 영양소를 가둬두고 사용할 세포 안으로 가져온다. 각각의 영양소에는 개별적인 수용체가 있다. "세포 수준에서 모든 영양소 수용체가 완벽하게 작용하는가?"라고 물어본다.

이 세 가지 상급 질문을 하면 올바른 답에는 근육 반응이 강해지는 것을 주목하라. 이러한 유형의 질문을 사용해 약하게 테스트되는 문제는 불균형 상태이므로 바로잡을 필요가 있다.

영양소 활용 단계에 문제가 있으면 바로잡는다. 모든 대답이 강하게 나오면 소화기를 마치고 다음 장기인 소장, 대장 시스템을 평가할 준비가 된 것이다.

8 장 시스템-음식 전달자

"사람은 장이 건강한 만큼 건강하다"라는 말이 있다. 나는 소화기 전문가로서 이 말에 동의한다. 문제는 "왜 그 말이 사실인가?"이다. 내 진료실을 찾는 환자들은 대부분 장 건강이 좋지 않다.

건강해지는 첫 번째 단계는 위장관gastrointestinal tract 문제를 바로잡는 것이다. 여기에서는 장 시스템의 해부학과 생리학을 설명한다. 위장관을 근반응검사하고 자연스럽게 교정하는 방법을 가르친다.

위장관을 입에서 시작해서 항문에서 끝나는 긴 관으로 생각하자. 내가 환자들에게 이 관이 실제로 몸 안에 있지 않다고 설명하면 그들은 놀란 것처럼 보이지만 이는 사실이다. 이 내부 튜브는 영양분을 소화해 혈류 속으로 흡수하도록 설계되었다. 영양소는 혈류에 도달할 때까지 실제로 몸 '안에' 있는 것이 아니다. 위장관이 제대로 작동하면 음식이 소화분해되어 장벽을 통해 혈류로 흡수된다. 혈액은 영양소를 조직과 몸의 세포로 운반한다. 제대로 작동하지 않으면 아무리 잘 먹어도 몸이 영양실조에 걸린다.

소화와 흡수에 중요한 소장

장 시스템은 두 가지 별개 섹션으로 구성된다. 첫 번째는 십이지장, 공장, 회장 세 가지 구획으로 구성된 소장이다. 이 각각의 영역은 소화와 흡수에 중요하다. 이 섹션 중 하나라도 제대로 작동하지 않으면 위장관이 최적으로 작동하지 않고 몸이 아프게 된다.

소장의 첫 번째 부분은 십이지장으로 위의 가장 아래 부위인 유문 괄약근에 연결되어 있다. 이곳은 위의 산성액인 유미즙을 받는 소장의 영역이다. 십이지장에는 다른 두 부분이 있다. 십이지장 상부에서는 많은 일이 일어난다. 위에서 만들어진 산성 액체 유미즙은 담낭과 간에서 이 부위로 분비되는 담즙에 중화된다. 유미즙은 또한 췌장에서 이 부위로 분비되는 중탄산나트륨에 중화된다.

이런 알칼리성 물질 중 하나라도 올바르지 않으면 위장관이 과도하게 산성화된다. 유미즙은 황산과 같이 강한 산성이다. 이 산성 물질은 십이지장 상부에서 중화되어야 한다. 중화되지 않으면 장에 염증이 생기고 심하면 궤양을 유발할 수 있다. 이 부위를 테스트하기 위해 몇 가지 질문을 한다.

"십이지장에서 위산이 완벽하게 중화되는가?"

대답이 "아니요"이면 물어본다.

"담즙 결핍 때문인가?"

대답이 "아니요"이면 다음 질문을 한다. "예"이면 근본 원인을 찾고 부록을 활용해 바로잡는다.

"담낭 때문인가?"

"담관 때문인가?"

위에서 나온 산이 이 부위로 흘러 십이지장에 궤양이 형성된다. 흉골 밑부분이 타는 듯한 느낌이 든다면 십이지장에 궤양이 있을 가능성이 높다. 이런 일이 일어나는 이유는 브룬너선 Brunner's glands에서 분비되는 보호 점액이 부족하기 때문이다.

이 내분비샘은 점액을 분비하여 십이지장 내막을 보호함으로써 위산이 조직을 태우지 않게 한다. 위산은 만지면 화상을 입는 황산과 비슷하다. 브룬너선이 조직을 보호하고 담즙을 완벽하게 분비하며 중탄산나트륨이 존재하는 한 이 부위에 화상이나 문제가 없어야 한다. 이런 문제가 있는 경우 질문한다.

"브룬너선이 완벽하게 작용하는가?"

"십이지장에 궤양이 있는가?"

"십이지장에서 중탄산나트륨이 완벽한가?"

궤양이 있으면 부록을 참조해 올바른 보충제를 찾는다. 만약 중탄산나트륨이 적절하지 않으면 내분비계를 참조하고 췌장·췌관을 테스트한다.

소장의 일부인 십이지장에서는 지방이 유화된다. 세제 역할을 하는 담즙이 지방 물질을 제거해 리파아제 효소가 지방을 올바로 소화하게 된다. 십이지장에 담즙이 충분하지 않으면 지방이 완전하게 유화되거나 소화될 수 없다.

"지방이 완벽하게 유화되는가?"라고 물어본다.

대답이 "아니요"이면 물어본다.

"십이지장은 담즙을 완벽하게 수용하는가?"

대답이 "아니요"이면 묻는다.

"담낭 때문인가? 간이나 담관 때문인가?"

근본 원인을 찾은 다음 무엇이 불균형의 원인인지 근반응검사를 한다.

지방이 유화되지만 완벽하게 소화되지 않는다면 지질지방을 소화하는 효소인 리파아제가 부족하기 때문이다. 리파아제 효소는 췌장에서 생성되어 췌관을 거쳐 십이지장으로 분비된다.

"리파아제가 지방을 완벽하게 소화하는가?"

대답이 "아니요"이면 리파아제가 포함된 소화 효소를 사용하고 불균형의 원인을 찾기 위해 췌장 섹션을 참조한다.

십이지장의 두 번째 부위는 위장관을 내려가기 전에 더 알칼리성이 되어야 한다. 만약 pH가 소화관을 따라 내려가는 이 시점에서 교정되지 않으면 다른 곳에서는 할 수 없다. 이 때문에 위장관에 염증이 일어나며 팽만감, 통증, 장 누수, 흡수 장애를 유발할 수 있다.

"소장의 pH는 알맞은가?"

대답이 "아니요"이면 담즙 또는 중탄산나트륨 부족이 문제다. 위의 질문을 참고하여 다시 테스트한다.

소장의 두 번째 부분은 공장이다. 공장은 영양분이 흡수되는 중요한 곳이다. 공장의 벽은 영양을 흡수하는 융모와 장내 효소를 분비하는 미세융모라고 하는 손가락 모양 돌기로 채워져 있다. 이 융모가 접혀 있어 영양분을 흡수하는 표면의 양이 증가한다. 융모가 손상되면 몸에 필요한 영양소를 혈류로 흡수할 수 없다. 이런 일이 일어나면 영양소가 세포에 전달되지 않는다. 세포가 건강한 만큼 건강하다는 말을 기억하라. 영양소가 제대로 흡수되는지 테스트하려면 다음을 물어보라.

"위장관을 통해 모든 영양소가 완벽하게 흡수되는가?"

대답이 "아니요"이면 다시 묻는다.

"모든 위장관 수용체가 완벽하게 작용하는가?"

각각의 특정 영양소에 대한 수용체가 있다. 수용체가 제대로 동작하지 않으면 영양분이 흡수될 수 없다. 이것은 일반적으로 독소 때문에 발생한다. "모든 위장관 수용체에 독소도 없는가?"

대답이 "아니요"이면 독성 차트를 참조하여 독소를 찾아 권장하는 보충제로 제거한다. 이러한 수용체를 위장관 수용체라고 한다. 몸에는 종류가 다른 수용체가 있다.

위장관 수용체가 완벽하게 작동하는데 영양소 흡수가 여전히 충분하지 않으면 융모가 손상된 것이다. 융모가 손상되는 것은 글루텐 때문이다. 글루텐이라는 단어를 천천히 말해본다. 글루텐은 반죽을 서로 붙게 만드는데 미세융모에도 같은 역할을 한다.

"융모가 완벽하게 작동하는가? 조직 손상이 없는가?"라고 물어본다.

"미세융모가 완벽하게 작동하는가?"

이 질문 중 하나라도 "아니요"이면 부록을 참조하여 보충제로 융모 또는 미세융모를 복구하고 식단에서 글루텐을 제거한다.

글루텐은 밀에 있는 단백질로 사람들은 대부분 소화에 어려움을 겪는다. 건강을 원하는 사람은 식단에서 가능한 한 글루텐을 많이 제거해야 한다. 글루텐은 많은 음식과 조미료에 숨겨져 있어 발견하기가 쉽지 않기 때문에 근반응검사가 중요하다. 글루텐 섭취가 걱정된다면**물론 그렇게 해야 한다** 근반응검사를 해보라.

"이 음식에 글루텐이 없는가? 우유, 방부제, 당분이 없는가?"

근반응검사로 유기농 식품인지 테스트할 수 있다. 또한 유제품, 콩, 방부제, 색소, 설탕 또는 건강문제를 일으킬 수 있다고 생각되는 모든 것에 식품 알레르기가 있는지 근반응검사를 할 수 있다. 테스트하려는 음식을 손으로 잡는 것도 좋은 방법이다. 물건을 잡은 상태에서 팔이 강해지는지 약해지는지 테스트한다. 말이나 질문이 필요하지 않다. 손으로 잡은 제품이 몸에 좋지 않으면 팔이 약해진다.

융모의 또 다른 부분은 미세융모다. 미세융모가 분비하는 이당류 효소는 당분을 소화한다. 미세융모가 손상되면 당을 소화하는 효소인 수크라아제, 말타아제, 락타아제 같은 이당류 효소가 제대로 위장관에 분비되지 않는다. 그렇게 되면 당분이 제대로 소화되지 않는다. 이 문제의 증상으로 트림, 두통, 답답한 머리, 에너지 부족이 나타난다.

"미세융모는 완벽하게 작동하는가?"

그렇지 않으면 부록을 참조하여 적절한 보충제로 미세융모를 교정하고 식사 때마다 올바른 효소를 사용하여 문제를 바로잡는다.

단백질이나 설탕이 제대로 소화되지 않았을 때 트림이 나온다. 소화되지 않은 당과 단백질 입자는 계속 위장관을 따라 내려가 발효된다. 이 발효로 가스와 유해한 박테리아가 과도하게 유발된다. 두통, 멍함, 에너지 부족은 당 소화 문제에 따른 포도당 부족으로 생긴다. 당 분자는 포도당 분자에 연결되어 있다. 포도당을 이당류 효소가 분해하지 않고 당 분자와 분리되면 에너지로 사용될 수 없다. 이러한 증상이 나타나면 물어본다.

"위장관에는 소화되지 않은 당분이 없는가?"

위장관에서 소화되지 않은 당분을 테스트할 때 근육이 약해지면 당 소화에 적절한 효소를 공복식전 1시간 또는 식후 2시간에 먹는다. 이것은 소화되지 않은 단백질을 위해서도 사용할 수 있다.

"위장관에 소화되지 않은 단백질이 없는가?"라고 물어본다.

위장관에 소화되지 않은 단백질 분자가 있으면 썩어서 가스와 팽만감을 유발한다. 이때 공복에 프로테아제 효소를 사용하라.

많은 사람이 위장관의 유익한 박테리아 불균형으로 발생하는 장내 세균 불균형 때문에 고통받는다. 일반적으로 항생제와 과도한 약물로 장내 세균이 불균형하면 염증과 위장관 스트레스를 유발한다. 건강한 장 없이는 건강할 수 없다는 사실을 명심하라. 위장관의 상태를 알아보려면 다음과 같이 질문한다.

"나의 마이크로바이옴인체 내 미생물 생태계은 충분한가?"

"나의 세균총유익한 박테리아은 충분한가?"

"유해균과 유익균의 균형이 맞는가?"

면역계의 약 70%가 수천 가지 박테리아가 공존하는 이 특별한 내부환경에 위치하므로 이 사실을 아는 것이 중요하다.

'좋은' 박테리아가 충분하지 않으면 '나쁜' 박테리아가 통제하게 되어 건강이 쇠퇴한다.

프로바이오틱스가 도움이 되겠지만 문제는 수천 종의 박테리아를 포함하는 프로바이오틱스가 시장에 없다는 것이다. 박테리아가 수십억 개 들어 있다고 라벨에서 주장하지만 단지 20~30가지 유형의 박테리아가 수십억 개가 있을 뿐이다. 전문가들은 박테리아가 적어도 300~1,000종 있다고 추정한다.

장을 돕는 유일한 방법은 환경을 재건하고 박테리아가 자연적으로 복제되어 다시 번식하게 하는 것이다. 발효 식품과 보충제로 이것이 가능하다. 프로바이오틱스는 항상 도움이 되지만 모든 마이크로바이옴을 프로바이오틱스로 대체하는 것은 불가능하다. 자세한 내용은 부록을 참조하라.

공장의 또 다른 주요 문제는 장 누수다. 장이 샌다는 것은 세포 하나 두께에 불과한 공장의 접합 세포가 손상되었다는 것이다. 이러한 손상이 발생하면 혈액에 들어가야 할 것과 막아야 할 것을 아는 지능이 있는 세포인 접합 세포가 제대로 작동하지 않는다.

오래된 커피 메이커의 커피 필터를 생각해보자. 커피 필터를 사용하는 이유는 커피 찌꺼기가 커피에 들어가지 않게 하려는 것이다. 하지만 누군가가 필터에 구멍을 낸다면 어떻게 될까? 필터의 구멍 때문에 커피 찌꺼기 중 일부가 추출된 커피에 들어갈 수 있다. 장 누수가 있으면 이런 일이 일어난다. 장 투과성이 증가하면 외부 물질이 혈류로 유입되어 염증과 자가면역 질환을 유발한다.

"장 투과성이 완벽한가?"

대답이 "아니요"이면 장에 문제가 있다. 장 투과성 작용을 근반응검사할 때 작용 수치가 100%를 넘어가면 장에 누수가 있는 것이다. 이때 부록에서 권장하는 보충제를 사용하라.

"장 투과성 작용이 100 이상인가?"

이 질문이 "예"로 테스트되면 장이 새는 것이다.

소장의 세 번째 부분은 회장이다. 이 아랫부분에 있는 소장은 특히 비타민 B_{12} 흡수에 중요하다. B_{12}가 흡수되려면 위장의 체벽 세포에서 분비되는 내인인자intrinsic factor와 결합해야 한다. 이 흡수가 제대로 작동하지 않으면 적혈구의 헤모글로빈 내에서 B_{12}가 사용되어 산소를 몸과 뇌에 운반해야 하므로 에너지 부족을 경험하게 된다.

"회장이 완벽하게 작동하는가?"

"B_{12} 콤플렉스가 회장을 통해 완벽하게 흡수되는가?"

그렇지 않다면 부록을 참조하라. B12가 제대로 흡수되지 않으면 설하혀 밑 B12를 사용하라. B12가 흡수되지 않는 것은 위벽세포 조직이 손상되었기 때문이다. 이를 확인하려면 물어본다.

"내인인자가 완벽하게 만들어지는가?"

그렇지 않으면 위에 있는 벽세포parietal cell를 고칠 필요가 있는데, 이는 부록을 참조하라.

소장 끝에 회맹판막ileocecal valve이라는 판막이 있다. 이 판막은 결장으로 들어가는 액체가 소장으로 역류하는 것을 방지한다. 이 판막이 열린 상태로 고정되거나 닫힌 상태로 고정될 수 있는데 어느 경우라도 건강문제가 생긴다.

"회맹판막이 완벽하게 작동하는가?"라고 물어본다.

부록을 참조하지 않는 경우 이 질문을 참강하게으로 만드는 것을 찾는다.

노폐물을 제거하는 대장(결장)

장 시스템의 두 번째 부분은 결장Colon, 대장장, large intestine이다. 노폐물 제거로 잘 알려진 결장은 훨씬 더 많은 일을 한다. 일부 영양소는 유익한 박테리아가 장에서 만들어낸다. 상행결장은 물을 다시 체내로 흡수한다. 따라서 설사, 변비, 헛배부름이 있다면 "결장이 이 증상을 유발하는가?"라고 물어본다.

대답이 "예"이면 다시 물어본다.

"결장에서 모든 영양소가 충분히 만들어지는가?"

"상행결장이 물을 완벽하게 흡수하는가?"

"대장에 유익균이 충분한가?"

이 질문들 중 하나라도 약하면 부록의 지시를 따른다.

결장은 맹장, 상행결장, 횡행결장, 하행결장, 직장, S상 결장 6구역으로 구분된다. 각 부위가 95% 이상 충분히 작동해야 제대로 배출 작용을 한다.

연동운동은 이들 각 부위를 통해 대변이 이동하는 것이다. 이동은 잘룩창자띠와 평활근에 의해 이루어지며 결장 6부위를 여행하게 된다. 대장 각 부위에는 평활근과 환상근이 있다. 잘룩창자띠는 각 부위에 끈 모양으로 되어 있다. 결장 활동은 모든 위장관처럼 장신경계가 담당하는데, 이는 자율신경계의 일부다.

변비, 설사, 헛배부름, 경련이 있으면 연동운동을 테스트한다.

"연동 작용이 최소한 충분히 작동하는가?"라고 물어본다. 만약 연동운동이 충분하지 않으면 부록을 참조하라.

변비는 또 다른 큰 문제다. 완하제Laxatives는 처방전이 없으면 살 수 없는 인기 있는 제품이다. 왜 그럴까? 사람들이 똥에 대해 생각하거나 말하는 것을 좋아하지 않기 때문이다. 하지만 자연건강의 훌륭한 선구자인 버나드 젠슨 박사는 "모든 질병은 장에서 시작된다"고 말했다버나드 젠슨은 무약물 치료, 생리반사학, 수시요법, 일광요법, 홍채의학, 장 전문가다 – 옮긴이.

설사의 원인은 보통 소장에 있지만 변비는 일반적으로 결장의 문제다. 그러나 갑상샘과 같은 다른 영역일 수도 있다. 결장이 정체되면 기분이 몹시 나쁘다. 이때 많은 사람이 완하제에 의존하지만 완하제는 시간이 지남에 따라 결장의 근긴장을 없애 완하제에 평생 의존하게 만든다.

내가 가장 많이 듣는 질문은 다음과 같다. "정상적인 배변이란 무엇인가?" 대답은 묻는 대상에 따라 다르다. 의사들은 일주일에 한 번 또는 하루에 한 번의 배변이 괜찮다고 주장한다. 모든 자연건강 종사자는 절대 동의하지 않을 것이다. 하루의 완벽한 배변 횟수는 식사 횟수다. 우리는 대부분 하루에 한두 번 배변하는 것이 좋다.

변비 원인은 스트레스, 영양결핍, 섬유소 부족, 수분 섭취 부족, 운동 부족일 수 있다. 또한 갑상샘 기능 저하증hypothyroid이

이 문제를 일으킬 수 있다. 변비가 있다고 판단되면 근반응검사로 이런 각 이유를 파악하고 그중 변비를 유발하는 것이 있는지 확인하라.

"_____이가 변비를 유발하는가?"라고 물어본다.

대답이 "예"로 나오는 원인에 대하여는 부록을 참조하라. 첫 번째 항목부터 시작하여 제안된 각 보충제를 선택하고 검사받는 사람이 보충제를 몸에 대도록 한 다음 다시 질문하라. 이들 원인 중 일부는 보충제로 해결할 수 있고, 일부는 그런 방식으로 해결할 수 없다. 식습관 개선, 명상, 운동, 더 많은 물 섭취 등 생활 방식의 변화가 필요하다. 실제로 문제를 일으키거나 도움이 되는 것이 무엇인지 알기 위해 근반응검사를 하는 것은 좋은 방법이다.

"이 음식또는 보충제이 변비또는 설사를 유발하는가?"

"이 음식또는 보충제이 변비또는 설사를 개선하는가?"

사람들이 경험하는 또 다른 결장 문제는 장내가스로, 이는 항문으로 빠져나가는 가스의 올바른 명칭이다. 이 가스는 결장에 문제가 있다는 증거로 대부분 단백질이 썩어서 발생한다. 소화되지 않거나 활용도가 낮은 단백질은 결장에 쌓여 썩어서 가스뿐만 아니라 유해한 박테리아를 생성한다. 소화되지 않은 음식이 단백질일 때 인디칸indican이라고 하는데, 이는 일반적으로 헛배부름의 주요 원인이다.

"결장에 인디칸이 없는가?"

대답이 "아니요"이면 부록을 참조하여 장을 위한 프로바이오틱스에 대해 알아본다.

장에 가스가 차는 또 다른 이유는 음식이 너무 느리게 이동하기 때문이다. 근반응검사를 하기 위해 물어본다.

"결장의 운동성은 완벽하게 작동하는가?"

종종 물, 섬유질, 마그네슘 또는 비타민 C 부족이 변비를 유발한다. 이들 각각을 개별적으로 질문하여 테스트한다.

"______당신이 테스트하는 영양소를 넣는다이 이 변비를 유발하는가?"

대답이 "예"이면 해당 특정 영양소에 대한 제안을 참조하라.

변비의 '근본 원인'이 결장에 있지 않을 때가 있다. 결장끈에 대한 신경자극전달신경 공급과 결장의 다른 부위가 충분히 작동하지 않을 수 있다. 장 신경계가 이것을 통제한다. 신경 에너지가 부족하면 결장의 움직임이 느려진다.

"모든 근육과 결장끈이 충분한 신경자극전달 혹은 신경공급을 받는가?"라고 물어본다.

대답이 "아니요"이면 "장 신경계 때문인가?"라고 물어본다.

대답이 “예”이면 불균형을 바로잡는다. 이 문제의 근본 원인이 장 신경계가 아니라 신경계에 있으면 신경계를 평가하는 방법을 참조한다.

결장은 신체의 중요한 배출 시스템 중 하나다. 결장이 제대로 작동하지 않으면 몸에 독성이 쌓인다. 배설물이 혈류와 조직으로 재순환되어 몸이 산성이 되어 병들게 된다. 결장이 충분히 배출하는지 확인해서 최적의 건강을 향한 큰 발걸음을 내딛자.

위장관이 질병 징후를 보이면 지금까지 다룬 내용을 참조하라. 장 시스템에 대해 배울 게 많지만 이 정도 정보로도 장 문제를 해결하는 데 도움이 많이 될 것이다.

9 내분비계-호르몬 공급자

호르몬은 몸의 메신저다. 내분비계는 분비샘의 그룹으로 다양한 호르몬을 생산하고 분비한다. 각 호르몬은 신체의 특정 세포 그룹과 통신한다. 여기에서는 자연건강 평가 시트에 포함된 각 내분비샘을 설명한다. 첫 번째 내분비샘은 부신이다.

스트레스와 관련 있는 부신

신장 위에 있는 부신은 주로 '스트레스'와 관련 있는 내분비샘이다. 부신 고갈은 이 정신없이 바쁜 세상에서 일상적인 것이 되었다. 검사받는 사람이 피로를 겪고 있다면 부신에 불균형이 있을 수 있다. 부신은 갑상샘에 연결되어 있으며 둘 다 심장을 지원하는 역할을 한다. 이들 내분비샘은 이런 증상이 있을 때 균형을 잡아주는 중요한 작용을 한다.

부신에는 두 가지 주요 부위인 부신수질과 부신피질이 있다. 부신수질은 노르에피네프린과 에피네프린아드레날린을 생성한다. 부신의 이 영역은 현실이든 상상 속이든 두려움을 경험할 때 아드레날린을 만들어낸다.

사람은 어떤 상황을 맞닥뜨리면 싸우거나 도망치거나 그냥 얼어붙는다. 두려움이 감지되면 교감 신경계는 부신이 아드레날린을 과도하게 생성하도록 촉발한다. 이러한 과잉 생산은 위협이 사라질 때까지 계속된다. 이 생존 메커니즘은 짧은 시간 최대 출력을 수행하도록 설계되었다. 하지만 스트레스를 받으면서 하루하루 부신이 지친다. 그때 심한 피로, 불안, 신경질, 수면 문제, 고혈압이 유발되는 부신 고갈을 겪는다.

불안하고 초조해서 잠을 못 자면 부신수질이 과도하게 활성화된다. 피곤하고 탈진했다면 부신피질이 비활성화되어 있는 것이다. 근반응검사는 부신이 어떻게 기능하는지 알려준다. 그럼 질문을 시작해본다.

"부신이 이러한 증상을 유발하는가?"

대답이 "예"이면 각 섹션을 테스트하여 정확한 위치를 찾는다.

"부신수질이 이러한 증상을 유발하는가?"

부신수질에 대한 근반응검사에서 강하게 반응하면 작용이 부족할 수도, 과도할 수도 있다. 관련 조직의 활동이 과도한지 부족한지 알기 위해 작용 정도를 테스트한다. 추측하지 말고 항상 테스트해본다.

"부신수질이 과도하게 작용하는가?"

이 질문이 답을 줄 것이다. 대답이 "아니요"이면 부신수질 활동이 부족하다. 대답이 "예"이면 근본 원인을 찾기 위해 근반응검사를 수행하고 바로잡는다.

"부신 활동 이상과도나 과소의 근본 원인이 부신수질에 있는가?"라고 묻는다. 근본 원인이 부신수질에 있으면 문제를 바로잡지만 부신에 있지 않으면 이 장 뒷부분에서 설명하는 시상하부 뇌하수체 부신 축HPA axis을 테스트한다.

부신피질에는 분리된 층이 3개 있다. 첫 번째 층은 망상대Zona Reticularis로 DHEA, 프레그네놀론, 프로게스테론, 에스트로겐, 테스토스테론을 담당한다. 속상대Zona Fasciculata는 코르티솔을 분비한다. 세 번째 영역은 알도스테론을 조절하는 사구체대Zona Glomerulosa다. 이러한 영역이 충분히 작동하는지 테스트하려면 다음을 질문한다.

"부신피질의 모든 영역이 충분히 작용하는가?"

대답이 "아니요"이면 다시 질문한다.

"망상대가 충분히 작용하는가? 속상대는? 사구체대는?"

부신피질을 전체적으로 바로잡으며 시작한다. 일단 근반응검사가 부신피질이 최소한 충분히 기능하는지 확인하면 각 층을 각각 테스트하여 다른 문제가 없는지 확인한다. 각 영역을 테스트하는 것은 더 구체적인 테스트여서 더 정확한 답변과 더욱 나은 결과를 제공한다.

몸의 컨트롤타워 시상하부

시상하부는 몸의 '컨트롤타워'다. 뇌의 변연계 중앙에 위치하며 신체의 자율신경계를 조절한다. HPA 축, 즉 시상하부, 뇌하수체, 부신이 함께 부신, 갑상샘, 생식샘에 대한 호르몬을 공급한다.

피험자가 안면 홍조, 낮은 성욕, 피로, 탈모, 과민성과 같은 증상의 호르몬 결핍을 경험하는 경우 근반응검사로 문제가 있는 위치를 찾을 수 있다.

"시상하부가 호르몬을 충분히 생산하는가?"

"뇌하수체 전엽은 호르몬을 충분히 분비하는가?"

"HPA 축이 충분히 작동하는가?"

HPA 축이 충분히 작동하지 않으면 따로 각각 테스트한다.

"시상하부가 최소한 충분히 작용하는가? 뇌하수체 전엽은? 부신은?"

HPA 축이 최소한 충분히 작용하지 않으면 이런 내분비샘 중 하나 이상에 불균형이 있는 것이다.

세 가지 기능을 하는 췌장

다음으로 평가하는 내분비샘은 췌장이다. 췌장의 세 가지 기능은 인슐린, 소화 효소, 중탄산나트륨 생성이다. 인슐린은 랑게르한스섬의 베타 세포에서 생산된다. 췌장은 세 가지 효소, 즉 리파아제, 프로테아제, 아밀라아제를 분비할 뿐 아니라 중탄산나트륨을 생성한다. 췌장의 기능을 평가하려면 다음과 같이 물어본다.

"췌장이 인슐린을 충분히 생산하는가?"

췌장이 인슐린을 충분히 생산하지 못하면 혈액에 포도당이 많아진다. 이 불균형이 더 심해지면 당뇨병에 시달린다.

"췌장이 탄산수소나트륨을 완벽하게 생성하는가?"

탄산수소나트륨은 산성 유미즙을 중화하는데, 유미즙은 위에서 십이지장 상부로 넘어간다. 중탄산나트륨이 없으면 과도한 산은 위장관의 pH 수치를 산성으로 만들어 많은 위장 문제를 일으킬 수 있다.

"췌장은 모든 소화 효소를 충분히 생산하는가?"

췌장이 효소를 충분히 생산하지 못한다면 먼저 불균형이 바로잡힐 때까지 식사 때마다 올바른 효소를 섭취한다. 췌장 효소 생성을 테스트하고 문제의 근본 원인을 찾아 바로잡는다. 췌장 효소 결핍으로 음식이 제대로 소화되지 않지만 췌장에서 효소가 충분히 생성되면 췌장관을 검사해야 한다.

"췌장관은 충분히 작동하는가?"

"십이지장은 모든 소화 효소, 중탄산나트륨, 담즙을 충분히 공급받는가?"

대답이 "아니요"이면 부록을 참조해 가장 적합한 보충제로 췌장이나 췌장관을 바로잡는다.

빛 관리인 송과선

평가표에서 다음으로 평가하는 내분비샘은 송과선이다. 이 내분비샘은 다른 분비샘만큼 관련되어 있지 않지만 몸 건강에 중요하다. 제3의 눈 내분비샘이자 '빛 관리인'으로 알려진 송과선의 주요 기능은 멜라토닌을 생성하는 것이다. 멜라토닌은 수면을 조절하는 주된 호르몬이다. 수면 문제가 있다면 송과선이 문제일 수 있다.

"송과선은 멜라토닌을 충분히 생산하는가?"를 물어본다.

대답이 "아니요"이면 부록을 참조하여 송과선을 바로잡을 완전한 제품을 찾는다.

호르몬 생산을 조절하는 뇌하수체

뇌하수체는 대부분 주요 내분비샘의 호르몬 생산을 조절하므로 '마스터' 내분비샘이라고 한다. 항이뇨 호르몬, 부신피질 자극 호르몬ACTH, 갑상샘 자극 호르몬TSH, 난포 자극 호르몬FSH, 황체 형성 호르몬LH을 생성한다.

갑상샘, 부신, 생식샘에서 건강문제가 있을 때 주된 원인이 증상이 나타나는 내분비샘에 있지 않을 수도 있다. 근본 원인이 충분히 작용하지 않는 내분비샘에 있는지 근반응검사로 알아낸다. 근본 원인이 대상의 내분비샘에 있지 않다면 뇌하수체 또는 시상하부에 있을 수 있다. 시상하부가 호르몬을 생성하여 뇌하수체에 분비하지 않으면 뇌하수체는 올바른 호르몬을 다른 내분비샘으로 분비할 수 없다. 내분비샘 시스템에 문제가 있는 것이 확인되면 주된 증상의 근본 원인을 찾는다.

"이 문제의 근본 원인이 내분비샘 시스템에 있는가?"

문제의 근본 원인이 문제가 있는 곳이라고 가정하거나 같은 시스템에 있다고 가정하지 마라. 근반응검사로 근본 원인이 내분비계에 없는 것으로 밝혀지면 각 시스템을 테스트하여 근본 원인이 있는 시스템을 찾는다. 근반응검사에서 문제가 내분비계에 있다고 확인되면 계속 질문해 내분비계를 확인한다.

"갑상샘에 근본 원인이 있는가? 부신, 난소, 고환에 근본 원인이 있는가?"

이 테스트 중 맞는 것이 하나도 없으면 HPA 축 체인의 다음 단계로 이동한다.

"뇌하수체에 근본 원인이 있는가?"

근본 원인이 뇌하수체에 있으면 부록을 참조하여 바로잡는다. 뇌하수체에 없다면 물어본다.

"시상하부에 근본 원인이 있는가?"

내분비샘 시스템에 문제가 있으면 위에서 시작하여 밑으로 내려갈 수도 있다. 시상하부를 먼저 테스트한 다음 뇌하수체 전엽, 부신, 갑상샘, 난소 또는 고환을 테스트할 수 있다. 어느 쪽이든 근반응검사로 근본 원인이 어디에 있는지, 자연요법으로 어떻게 바로잡을 수 있는지 알 수 있다.

티록신 호르몬을 생성하는 갑상샘

갑상샘은 목에 위치한다. 신진대사와 열 생성을 조절하는 티록신 호르몬 T1, T2, T3, T4를 생성한다. 갑상샘 기능이 저하되면갑상샘 기능 저하증 몸이 차갑고 둔해진다. 체중 문제와 탈모는 갑상샘 기능 저하증의 영향을 받는 증상이다. 갑상샘 기능 저하증이 있으면 혈액 내 갑상샘 자극 호르몬TSH 수치가 높아져 갑상샘 기능 저하증을 보인다. 이 요인이 항상 사실인 것은 아니다. 갑상샘이 완벽하게 작용하지 않으면 물어본다.

"갑상샘이 갑상샘 내에서 완전하게 작용하지 않는 주된근본 원인 이유인가?"

대답이 "예"이면 작용 정도와 원인을 찾고 부록을 참조한다. 그렇지 않으면 물어본다. "갑상샘이 제대로 작용하지 못하는 이유는 뇌하수체 때문인가?"

대답이 "아니요"이면 물어보라.

"시상하부가 갑상샘의 완벽한 작용을 방해하는가?"

근본 원인은 대부분 하나나 하나 이상의 내분비샘에 있다. 갑상샘 호르몬에 대한 호르몬 단계적 연쇄반응hormonal cascade을 참조하라. 단계적 연쇄반응은 다른 '분비 호르몬'을 공급하는 시상하부에서 시작된다. 이 분비 호르몬은 뇌하수체에서 사용된 다음 갑상샘, 부신, 생식샘에 호르몬으로 재분비된다.

티모신을 생성하는 흉선

흉선은 나이 들수록 줄어들어 중요하지 않다고 생각되면서 사람들에게 거의 잊혔다. 하지만 흉선은 T 세포 발달을 자극하는 티모신을 생성하며 복잡하게 얽힌 내분비샘 시스템의 일부다. 최적의 T 세포는 면역계와 림프계에 중요하다.

흉선은 흉골 뒤 가슴 중앙, 즉 타잔이 가슴을 두드리는 곳에 있다. 흉골 부위를 두드리며 허밍humming을 하면 정확한 위치를 찾을 수 있다. 정확한 위치에서는 맞는다는 것을 알려주는 진동이 만들어진다.

극성을 바로잡을 때 흉선을 이용한다. 도나 에덴《에너지의학 Energy Medicine》이라는 유명한 책의 저자-옮긴이은 극성을 교정할 때 오늘날에도 여전히 이용하는 '흉선 두드리기Thymus thump'를 소개해서 흉선을 유명하게 만들었다. 이곳을 손끝이나 주먹으로 가볍게 두드리며 천천히 깊게 숨을 들이마시면 극성이 바로잡아진다. 이 흉선 두드리기를 일과를 시작하거나 피곤하거나 스트레스받을 때 하면 좋다. 면역 체계를 강화하고 몸에 활력을 주며 림프계를 향상시킨다.

칼슘을 조절하는 부갑상샘

갑상샘 양쪽에는 각각 작은 내분비샘이 두 개 있다. 이 내분비샘 네 개가 부갑상샘으로, 주요 기능은 혈액 내 칼슘을 조절하는 것이다. 항상 혈액의 칼슘이 완전한 상태가 되도록 작용하는 부갑상샘은 칼슘이 과하면 배출하고 혈청 수치가 낮아지면 뼈에서 칼슘을 빼낼 수 있다. 부갑상샘 기능 항진이나 저하는 칼슘 수치를 벗어나게 한다.

칼슘이 너무 많으면 동맥경화, 신장 결석, 석회질이 되어 뼈돌기bone spurs를 유발한다. 칼슘 결핍은 신체의 산성 pH 수치를 높여 통증과 질병을 유발하고 골다공증도 불러온다.

"부갑상샘은 완벽하게 작동하는가?"

"혈액 내 칼슘은 적절한가?"

이 내분비샘과 다른 내분비샘이 최소한 충분히 작용하지 않으면 근본 원인이 특정 내분비샘에 있는지 확인하라. 근본 원인이 해당 내분비샘 조직에 있다고 테스트되면 부록에서 문제를 바로잡을 보충제를 조회한다. 근본 원인이 영향을 받는 내분비샘에 없으면 근본 원인을 찾아 바로잡는다. 근본 원인을 바로잡으면 영향을 받는 내분비샘이 교정된다.

호르몬은 활기찬 건강의 중요 구성 요소다. 모든 호르몬은 특정 내분비샘에서 생성된다. 여기서 논의한 것 외에도 신체에는 호르몬이 많다. 호르몬은 모두 중요해서 하나라도 결핍되면 신체 불균형이 일어날 수 있다. 이러한 '중요' 내분비샘과 호르몬을 교정하는 것은 신체 균형을 유지하는 긍정적인 접근 방식이다. 내분비샘은 일반적인 건강문제와 관련이 많다. 따라서 내분비샘 결핍에 대한 근반응검사 방법을 배우면 더 활기찬 삶이 보장된다!

10 면역계와 림프계-보호자

면역계와 림프계는 함께 작용하여 몸의 노폐물을 정화하고 몸을 보호한다. 둘 중 하나가 제대로 작동하지 않으면 다른 하나도 부정적인 영향을 받는다. 알레르기가 있거나, 자주 아프거나, 잘 낫지 않거나, 부종이 있다면 이 두 시스템이 충분히 작동하지 않는다는 것을 나타내는 것이다.

면역 체계는 골수, 장 관련 림프조직GALT: Gut-associated lymphoid tissue, 비장, 림프계와 흉선으로 구성되어 있다.

면역 체계에 중요한 골수

골수는 백혈구를 공급하여 면역 체계에 주요한 역할을 한다. 백혈구는 싸우는 군대로 혈액과 몸을 보호한다. 백혈구 수치가 낮으면 신체는 스스로 방어할 수 없다. 따라서 백혈구 수치를 알기 위해 근반응검사를 한다.

"혈액 내 백혈구 수치가 완벽한가?"

백혈구 수치가 혈액 내에서 완전하지 않으면 너무 낮거나 너무 높은지 알아야 한다.

"혈액에 백혈구 수치가 정상보다 많은가?"라고 묻는다.

"예"라고 대답하면 몸에 감염이 있고 백혈구 세포가 적과 열심히 싸운다는 것을 나타낸다. 백혈구 증가의 근본 원인을 찾으려면 기생충에 대한 장을 참조하라.

"백혈구 수치가 정상보다 적은가?"

대답이 "예"이면 다음과 같이 질문한다.

"낮은 백혈구 수치의 근본 원인은 골수에 있는가? 흉선에 있는가?"

증가된 백혈구 수치를 보이는 혈액 테스트는 몸에 감염원기생충이 존재한다는 것을 알리는 신호다. 늘어난 백혈구 수치의 원인이 되는 감염원의 원인을 찾으려면 다음과 같이 질문하여 몸의 각 시스템을 테스트한다.

"이 시스템에 백혈구 수가 증가한 이유가 있는가?"

시스템이 "예"로 나올 때까지 계속 테스트한다. 예로 확인된 시스템을 완전히 테스트하여 정확한 위치와 원인을 찾는다. 그 원인을 수정한 다음 테스트를 다시 해서 더는 원인이 없는지 확인한다.

면역 기능에서 중요한 GALT

면역 기능의 가장 큰 부분은 이 기능의 약 70%를 구성하는 GALT다. GALT는 장내 미생물 군집과 상호 연결되어 있는데, 박테리아가 수천 종류 있는 이 환경은 뇌-장 연결brain-gut connection로 뇌와 직접 소통한다.

항생제나 약물을 사용하는 경우 내부 영역 원상회복이 꼭 필요하다. 프로바이오틱스는 올바른 방향이지만 충분하지는 않다. GALT에는 아직 발견되지 않은 유익한 박테리아가 있다. 최고의 프로바이오틱스에는 100가지 미만의 다양한 균주가 있다. 박테리아 종을 대체하는 대신 발효 식품, 프로바이오틱스, 프리바이오틱스로 내장의 내부영역을 원상회복한다. 이 불균형은 다음과 같은 질문으로 찾아내 재구축할 수 있다.

"GALT가 완벽하게 작동하는가?"

대답이 "아니요"이면 질문한다.

"프로바이오틱스가 손상을 교정하는가?"

"예"라고 답하면 즉시 프로바이오틱스를 시작한다. 대답이 "아니요"이면 내부영역을 재생하고 마이크로바이옴의 박테리아를 다시 살게 하는 권장 보충제를 부록에서 찾아본다.

"GALT가 완벽하게 작동하는가?"

"마이크로바이옴이 완벽한가?"

"뇌-장 연결brain-gut connection이 완벽하게 작동하는가?"

"장-뇌gut-brain가 완벽하게 작동하는가?"

이러한 질문 중 하나라도 약하게 반응하면 부록에서 권고사항을 참조한다.

면역과 림프계의 주요 장기 비장

비장은 면역과 림프계의 주요 장기다. 비장의 백비수白脾髓, white pulp는 면역계를 위해 헌신한다. 자연요법의사인 아들 미카엘이 비장을 완벽하게 설명한다. "비장은 점액의 여왕이다." 목구멍이나 호흡기에 점액이 과도한 경우 비장 문제를 배제하지 마라.

비장은 다른 장기와 내분비샘에 대한 면역 기능을 많이 제어

한다. 비장은 또한 혈액을 맑게 하는 데 도움이 되므로 독소가 비장 조직에 남아 있으면 면역 기능을 약화할 수 있다. 이 때문에 질병에 저항하는 신체 능력이 감소된다.

면역 체계의 중요한 구성 요소 흉선

흉선은 타잔이 가슴을 두드린 곳, 즉 가슴 중앙에 있다. 내분비샘이면서 면역 체계의 중요한 구성 요소로 백혈구를 완전히 자라게 한다. 흉선을 간과하는 경우가 있는데 절대 잊으면 안 된다. 골수가 완전한 백혈구를 만들지만 흉선이 백혈구를 성숙시키지 않으면 면역 체계가 악화된다.

흉선은 극성을 교정하는 데 사용된다. '극성'은 근반응검사할 때 몸이 올바른 형태로 반응하는 능력이다. 자신 또는 상대방을 테스트할 때 극성이 잘못되면 참은 거짓으로 테스트되고 거짓은 참으로 테스트된다. 극성을 수정하기 위해 심호흡하며 흉선 두드리기를 한다. 피곤하거나 스트레스받거나 극성이 맞지 않을 때 1분이면 충분한데, 시간과 노력을 기울일 가치가 있다. 매일 아침 흉선 두드리기로 시작하는 것이 좋다.

다음은 비장과 흉선에 대한 몇 가지 질문이다.

"비장의 백비수가 충분히 작동하는가?"

"흉선이 완벽하게 작동하는가?"

둘 중 하나가 최소한 충분히 기능하지 않으면 면역 체계와 림프계가 제대로 작용하지 못한다. 해당 영역이 충분히 작동하지 않는 이유를 찾으려면 기본 프로토콜을 따른다. 부록 또한 참조하라.

노폐물을 제거하는 림프계

림프계는 내분비샘, 절, 도관, 혈관을 조합한 것이다. 몸에는 순환하는 혈관보다 림프관이 더 많다. 림프의 주요 기능은 조직에서 노폐물을 제거하는 것이다. 이것이 제대로 작동하지 않으면 노폐물이 조직에 쌓이기 시작한다. 이것은 산성증, 염증, 통증을 유발한다. 림프계를 테스트하려면 림프액부터 시작한다.

"림프액 점도가 완전한가?"라고 물어본다.

점도는 농도를 의미한다. 림프의 농도가 완전해야 림프계 전체로 흐르게 된다. 림프액이 너무 걸쭉하면 림프계가 몸에서 노폐물을 제거하는 데 어려움을 겪는다. 림프액이 너무 걸쭉한 것은 간에서 독소를 제대로 해독하지 못하고 초과분을 림프액으로 배출하기 때문인 경우가 많다. 이런 일이 일어나면 간의 근반응검사로 간이 독소를 완벽하게 해독하는지 확인한다.

"간 때문에 림프액이 너무 걸쭉해지는가?"

대답이 "예"이면 근반응검사로 근본 원인에 대해 간 우엽을 테스트한다. 대답이 "아니요"이면 림프액을 검사하고 바로잡는다.

림프 노폐물의 여과 센터 림프샘(림프절)

림프샘림프선 또는 림프절은 림프 노폐물의 여과 센터다. 이 내분비샘 그룹은 몸 전체에 걸쳐 있다. 주요 림프더미는 목, 사타구니, 겨드랑이에 있다. '미세 림프계micro lymph'는 구심성 림프관과 림프 모세관을 포함한다.

이 미세 혈관은 조직과 세포에서 노폐물을 운반하여 림프절로 전송한다. 림프절은 노폐물을 걸러내고 원심성 림프관으로 이동해 노폐물을 림프절에서 쇄골하 정맥으로 버리는 거대 림프macro lymph로 이동시킨다.

내분비샘이나 림프절이 부은 것이 느껴지면 물어본다.

"미세 림프계가 이 증상을 일으키는가?"

대답이 "예"이면 다시 물어본다.

"모든 림프샘이나 림프절이 최소한 충분히 작동하는가?"

"모든 림프 모세관이 최소한 충분히 작동하는가?"

"모든 구심성 림프관이 최소한 충분히 작동하는가?"

"모든 원심성 림프관이 최소한 충분히 작동하는가?"

대답이 "아니요"이면 답은 거대 림프macro lymph계에 있다.

흉관 또는 왼쪽 림프관과 유미조흉추 12, 요추 1번 사이에 위치 - 옮긴이를 포함한다. 근본 원인을 찾으려면 물어보라. "유미조가 이 증상의 원인인가? 흉관 또는 왼쪽 림프관이 원인인가?"

림프계에는 순환계와 같은 펌프가 없다.

림프는 근육에 의해 움직인다. 림프를 움직이는 두 가지 방법은 운동과 심호흡이다. 림프를 움직이는 가장 좋은 운동은 위아래로 점프하는 것이다. 수직 운동은 림프를 움직이는 데 가장 좋지만 어떤 운동도 도움이 된다.

심호흡은 림프액을 움직이는 훌륭한 방법이다. 골반 부위에 집중하여 깊은 호흡을 시작한다. 공기를 머리 꼭대기로 이동시킨다고 상상하면서 심호흡을 계속한다.

내가 가르치는 호흡법을 1-4-2법이라고 한다. 폐를 공기로 채우는 동안 5까지 세거나 편안한 숫자를 센다. 다음 들이마신 시간의 4배를 세는 동안 숨을 참는다. 촛불을 끄듯 입으로 숨을 내쉰다. 숨을 들이마실 때 두 배가 되는 동안 내쉬거나 숨을 참은 시간의 절반만큼 숨을 내쉰다. 예를 들어 숨을 들이마시면서 다섯을 세었다면 스물까지 세면서 숨을 참는다. 그런 다음 열을 세는 동안 숨을 내쉰다. 내보내는 마지막 공기가 림프계를 움직이게 한다.

1-4-2의 비율로 생각한다. 흡입하는 양과 관계없이 시작할 수 있다. 다섯이나 셋을 할 수 없다고 자신을 비판하지 마라. 편한 곳에서 시작하여 계속하면 향상되고 강해진다. 예를 들어 3을 세는 동안 숨을 들이쉬었다면 총 12를 세고, 숨을 참고 6을 세는 동안 숨을 내쉴 것이다. 처음에 5를 세면서 들이쉬었다면 20을 세며 숨을 멈추고 10을 세면서 숨을 내쉴 것이다.

하지만 호흡을 할 때 주의하라. 호흡기에 문제가 있거나 손상을 유발하는 건강문제가 있다면 운동을 하지 않거나 더 낮은 숫자로 시작하여 늘려나간다.

두 개가 작동하는 림프관

림프관은 두 개 있다. 우측 림프관은 몸의 오른쪽 위 사분면의 노폐물을 배출한다. 흉부 또는 좌측 림프관은 몸의 나머지 부분의 노폐물 배출한다. 모든 림프는 이 두 관으로 배출되는데 이 관들은 정맥계로 연결된다.

몸의 한쪽 림프절이 부으면 특정 부위의 림프관을 근반응검사한다. 그 면이 충분히 작동하지 않는다는 것을 여러 번 발견하게 된다.

"흉부 또는 좌측 림프관이 최소한 충분히 작동하는가?"

"우측 림프관이 최소한 충분히 작동하는가?"

"림프계가 최소한 충분히 혈액으로 배출되는가?"

이 마지막 질문에 대한 대답이 "아니요"이면 근반응검사를 하여 림프계의 어느 부분이 최소한 충분히 작동하지 않는지 알아본다. 근본 문제가 림프계에 있지 않을 수 있다. 근본 원인이 림프계에 있지 않다면 혈액이나 신장에 문제가 있을 수 있다. 신장이 혈액을 완벽하게 여과하지 못하면 혈액에 독소가 있을 수 있다. 혈액에 독소가 가득 차면 림프계가 독소를 혈액으로 배출할 수 없다.

"신장이 모든 독소를 완벽하게 걸러내는가?"

"림프계가 혈액으로 배출할 수 있는가?"

혈액에 독소가 있으면 신장의 네프론nephron 또는 간 우엽의 해독작용이 완벽하게 기능하지 않았던 것을 기억하라.

면역계와 림프계는 신체 시스템의 다섯 번째 순서다. 보디 밸런스 힐링 시스템의 10가지 시스템 중 절반을 완료한 것이다. 테스트를 더 빠르게 하는 질문에 한 가지 제안을 한다.

"이 문제의 근본 원인이 평가 시트 상단에 있는가?"

대답이 "아니요"이면 근본 원인은 평가 시트의 아래쪽 절반에 있다.

상위 5개 시스템은 근반응검사를 할 필요가 없다. 대답이 "예"이면 시스템의 하위 절반은 걱정할 필요가 없다.

이것은 확실히 시간을 절약해준다. 이제 평가 시트의 후반부로 이동할 준비가 되었다. 여섯 번째 시스템은 신경계다.

11 신경계-정보전달자

신경계는 몸의 전기 시스템이다. 이 전기 에너지는 정보다. 전기 에너지는 몸과 뇌 전체의 방대한 신경과 뉴런 네트워크를 통해 전달되어 모든 세포와 연락을 주고받게 만든다. 오감은 환경의 자극을 지속적으로 모니터링한다. 자극은 감각 수용기로부터 감각신경을 통해 뇌로 전달된다. 뇌는 메시지를 수신하고 명령으로 변환하여 몸의 적절한 부분으로 보낸다.

신경계가 없다면 신체는 육체적 통증을 감지하지 못하거나 근육을 움직일 수 없다. 심장이 뛰지 않게 되고 뇌는 생각할 수 없게 된다.

뇌와 척수

중추신경계CNS: central nervous system는 평가 시트의 첫 번째 선택 항목이다. 중추신경계는 뇌와 척수로 이루어졌다. 근본 원인이 중추신경계에 있으면 질문으로 해당 부위가 어디인지 찾는다.

"이 문제의 근본 원인은 뇌에 있는가?"

대뇌피질은 뇌를 덮고 있다. 전두엽, 변연계, 후두엽, 측두엽, 정수리 5개 엽葉으로 구성된다. 뇌에서 근본 원인을 찾으려면 물어본다.

"대뇌피질에 근본 원인이 있는가?"

"예"이면 대뇌피질의 각 섹션을 테스트한다.

"전두엽에 근본 원인이 있는가? 아니면 변연계, 후두부, 정수리, 측두엽에 근본 원인이 있는가?"

문제를 일으키는 조직을 찾고 그 작용 정도를 측정한다. 작용 비율을 결정하면 문제의 원인을 테스트한다.

"원인이 독소인가? 기생충인가? 영양결핍인가? 조직 손상인가?"

상급 근반응검사자는 이 책 후반부에서 논의하는 '지문 진동수Fingerprint Frequency'를 사용할 수 있다. 원인을 찾으면 부록의 해당 차트를 참조하여 정확한 보충제를 확인한다.

몸이 근반응검사로 "아니요"라고 하면 이 문제의 원인은 척수에 있다. 테스트의 정확성을 확인하려면 다시 질문해본다.

"척수에 근본 원인이 있는가?"

첫 번째 검사에서 근본 원인이 신경계와 중추신경계에 있고 뇌에 있지 않은 것을 확인했다면 원인은 척수에 있어야 한다. 동일한 절차를 사용하여 작용 정도와 원인을 찾아 조직을 다시 균형 잡히게 한다.

정보전달 경로 뇌신경

뇌신경은 신경계의 또 다른 필수 부위다. 뇌의 신경은 감각으로부터 정보를 받아 몸으로 전달하는 경로다. 가장 큰 뇌신경은 미주신경이다. '미주vagus'는 돌아다니는 것을 의미한다. 그 이름과 같이 미주신경은 수질에서 식도를 거쳐 장과 방광으로 GI관, 간, 장을 거쳐 이어진다.

미주신경은 식도에서 결장까지 소화 시스템의 연동 또는 운동성을 조절한다. 운동능력은 위장관을 통해 움직이는 작은 음식물 조각의 지속적 움직임이다. 이 운동능력은 평활근이 수행하는데 장 신경계라고 하는 미주신경의 조절을 받는다.

"모든 뇌 신경이 충분히 작용하는가?"

"미주신경이 충분히 작용하는가?"

"장 신경계가 충분히 작용하는가?"

일부 질문이나 문장에서는 '충분히'가 허용된다. 그 이유는 조직이 충분히 기능하면최소 95% 해당 조직은 증상을 일으키지 않기 때문이다. 간, 뇌, 심장과 같은 몸의 특정 영역에서는 조직이 완벽하게 작동해야 한다. 물론 모든 경우 완벽하게100% 작동하는 것이 항상 최고다. 대부분 신체는 방금 언급한 영역을 제외하고 조직이 95% 미만의충분하지 않음 기능을 발휘할 때까지 반응하지 않는다.

척수와 연결된 척수신경

신경계 다음 부위는 척수신경이다. 척수신경은 척수와 연결된 신경이다. 경추, 상완, 흉추, 요추, 천골 척수신경은 별도 신경총신경 그룹을 형성한다. 각 신경총은 말초신경을 통해 몸의 특정 영역에 전기를 분배한다. 말초신경은 척수신경에서 전신으로 이동하는 신경이다. 각 신경총을 검사할 때 해당 신경총에 연결된 척수신경이 검사 대상이다. 특정 신경총이 최소한 충분히 작동하지 않으면 해당 신경총에 연결된 하나 이상의 척수신경에 문제가 있는 것이다.

"모든 신경총이 완벽하게 작동하는가?"

그렇지 않다면 어떤 신경총이 완벽하게 작동하지 않는지 테스트한다. 하나 이상이 작용에 문제가 있을 수 있다. 척수신경총에는 경추 신경총, 상완 신경총, 흉추 신경총, 요추 신경총, 천골 신경총이 있다. 위의 질문에서 "아니요"로 검사되었으므로 신경총 중 하나 이상이 완벽하게 작동하지 않는다. 신경총은 작용 부족이나 작용 과다로 검사될 수 있다. 신경총이 완벽하게 작동하지 않으면 둘 중 하나다. 당신이 해야 할 일은 물어보는 것뿐이다.

"이 신경총은 최소한 충분히 작용하는가?"

대답이 "예"이면 신경총이 과도 활성화된 것이다. "아니요"이면 문제는 신경총의 활동 저하다.

"경추 신경총이 완벽하게 작동하는가? 상완 신경총, 흉추 신경총, 요추 신경총, 천골 신경총은?"

첫 번째 경추 신경총에 대하여 대답이 "예"이면 신경총 이름을 각각 부르며 약하게 반응할 때까지 계속한다. 다음으로 특정 신경총에 연결된 척수신경을 테스트하고 불균형을 바로잡는다. 척수신경을 바로잡으면 신경총을 다시 테스트하여 에너지가 완벽하게 흐르는지 확인한다.

첫 번째 척수신경을 바로잡았는데도 신경총이 여전히 완벽하게 작용하지 않으면 해당 신경총에 바로잡아야 하는 또 다른 척수신경이 있는 것이다. 신경총 테스트가 강하게 반응하면 첫 번째 질문을 반복하여 모든 신경총이 완벽하게 작용하는지 확인한다.

신경총이 중요한 이유는 신경총이 모든 전기적 에너지와 정보를 뇌에서 몸으로, 몸에서 뇌로 분배하기 때문이다. 척수는 이 에너지의 도관이며 연결된 각 척수신경은 할당된 몸의 부위에 에너지를 분배한다.

무의식을 조절하는 자율신경계

몸의 모든 무의식 작용은 자율신경계의 조절을 받는데 여기에는 호흡, 심장 박동, 호르몬 생산, 면역 체계 반응, 혈압이 포함된다. 자율신경계를 기억하는 좋은 방법은 '자동' 신경계로 생각하는 것이다. 자율신경계는 부교감신경과 교감신경 두 그룹으로 나뉜다.

교감신경은 자동차의 가속기에 비유할 수 있다. 교감신경은 신체 일부 영역을 제어하고 다른 일부 영역은 느려지게 한다. 과도하게 활성화된 교감신경은 싸움·도피 반응fight-flight or flee을 야기한다. 이 상태를 '교감신경 우세 또는 교감신경 모드'라고 한다. 이는 뇌의 변연계가 특정 유형의 자극에 반응하고 이를 공포로 해석함으로써 촉발된다.

"자율신경계는 균형이 잡혀 있는가?"

대답이 "아니요"이면 다시 질문한다.

"교감신경의 균형이 벗어났는가?"

"부교감신경이 균형을 이루는가?"

원인이 발견된 곳의 이유가 독소, 기생충, 영양결핍, 조직 손상인지 테스트한다. 부록에 나와 있는 보충제로 원인을 바로 잡는다.

에너지 운반자 말초신경

말초신경은 신경총으로부터 에너지를 몸의 모든 기관과 내분비샘으로 운반한다. 뇌에서 몸으로 명령을 전달하는 신경은 운동신경 또는 원심성 신경이다. 이 신경은 몸의 모든 활동을 담당한다. 근육에 명령을 내리는 운동신경이 없으면 움직일 수 없다. 이 에너지 전달은 신경자극전달이다.

또 뇌로 지속적으로 구심성 또는 감각신경을 통해 정보가 전달된다.

몸은 뇌가 메시지를 해독하고 응답으로 다시 보낼 때까지 자극이 무엇을 의미하는지 알지 못한다. 피부와 가장 가까운 곳에 있는 피부신경은 촉각 자극을 담당한다.

"운동신경에는 염증이 없으며 이 증상을 일으키지 않는다."

"신경자극전달이 완벽하게 흐른다."

"감각신경에 염증이 없고 완벽하게 작용한다."

"피부신경에는 염증이 없고 이 증상을 일으키지 않는다."

신경작용 근반응검사를 할 때는 '완벽'한지 알 필요가 있다. 그 이유는 만약 '최소한 충분한지'로 테스트하면 신경이 과도하게 활성화된 경우라면 근육반응이 강하게 나와도 문제를 일으키는 과도하게 활성화된 조직이 있다는 것을 알 수 없기 때문이다. 그러나 신경조직이 '완벽하게' 작동하는지 물으면 그렇지 않다. 따라서 물어본다.

"이 신경이 100% 미만으로 기능하는가?"

이 간단한 질문으로 조직이 과도하게 활성화되어 있는지 부족하게 활성화되어 있는지 알 수 있다. 이 기술은 신경뿐만 아니라 모든 조직에 사용할 수 있다. 그것이 무엇이든 작용 정도와 근본 원인을 찾는다. 부록을 참조하여 올바른 보충제를 선택한다.

저리거나 날카로운 통증이 느껴진다면 감각신경 때문일 수 있다. 저린 원인은 감각신경의 활동이 불충분해 자극을 뇌로 전달할 수 없기 때문이다. 증상이 날카로운 통증이면 감각신경이 과도하게 자극되는 것인데, 이는 대개 중금속 또는 이온성 중금속 독소 때문이다.

움직임이 문제이면 일반적으로 운동신경이 원인이다. 만약 약하거나 조절이 되지 않으면 운동신경이 문제다. 경련은 과도하게 활성화된 운동신경의 증상이다.

염증이 있는 피부신경은 가려움과 통증을 유발한다. 이 '표면' 신경은 피부 발진, 과민증, 염증과 관련이 있다. 대상포진은 피부신경에서 발생한다.

불안은 종종 신경 내 칼슘 부족으로 발생한다. 이것은 특히 여성에게 일어난다. 신경질이나 불안으로 고통받고 있다면 칼슘과 비타민 B 콤플렉스를 고려하라. 필요하면 물어보아 알 수 있다.

"신경에 칼슘이 충분한가?"

"모든 비타민 B가 충분한가?"

"칼슘 결핍이나 비타민 B 결핍이 이러한 불안이나 초조함을 유발하는가?"

이 영역에서 건강하다면 처음 두 질문에 강한 반응이 나와야 하고, 세 번째 테스트에는 약하게 반응해야 한다. 세 번째 질문이 "예"라면 다시 질문한다.

"칼슘 결핍이 이 증상의 원인인가?"

대답이 "예"이면 칼슘 결핍이 있다고 밝힌 것이다. 하지만 거기서 멈추지 마라. B 콤플렉스 결핍도 있을 수 있다. 또 물어본다.

"B 콤플렉스 결핍이 있는가?"

근반응검사에서는 자신이 어떻게 질문하는지 아는 것이 중요하다. 정답이 강한 팔의 반응인 경우가 종종 있다. 질문을 다르게 하면 정답이 약한 반응이 된다. 위의 세 가지 질문이 이 개념을 설명한다.

신경계의 마지막 부분 눈

신경계의 마지막 부분은 감각기관인 눈과 귀인데 먼저 눈을 다룬다. 뇌의 연장선인 눈은 매우 복잡하다. 눈을 테스트하는 가장 좋은 방법은 질문하는 것이다.

"눈이 최소한 충분히 작용하는가?" 또는 "눈이 이 특별한 문제를 일으키는가?"

안구건조증은 눈물샘과 관련된 흔한 질환이다.

"눈물샘이 안구건조증의 원인인가?"

대답이 "예"이면 계속 테스트하여 문제를 유발하는 눈물샘 부분을 찾는다.

"눈물샘이 건조함을 유발하는가? 눈물주머니, 눈물관인가?"

안구 건조가 우려되면 이렇게 각 영역을 테스트할 수 있다. 하나 이상의 이유가 있을 수 있으니 눈이 건조해지는 이유가 더는 없을 때까지 계속 테스트한다.

팔이 강하게 반응하면 눈물샘의 다른 부분을 테스트한다. 만약 "아니요"라면 "안구건조증의 근본 원인이 눈에 있는가?"라고 묻고 "예"라면 눈의 다른 부분에 대한 추가 검사를 수행해야 한다. 대답이 "아니요"이면 문제를 일으키는 시스템을 찾아 수정한다. 첫 번째 원인의 균형을 맞춘 후 항상 원래 질문으로 테스트해 다른 이유가 있는지 확인한다.

시력이 나쁘면 노화가 자연스럽게 진행되는 것으로 간주되며 유일한 해결책은 안경 처방이다. 사실 안경은 사람이 더 잘 보도록 도와주지만 모든 처방과 마찬가지로 시력이 20/20이 아닌 것에 대한 근본 원인은 해결하지 못한다20/20은 미국의 시력 측정 방법으로 6m 거리에서 1/12 정도 크기의 블록 문자를 읽을 수 있다 - 옮긴이.

정상적인 시각적 지각은 안구 운동 시스템에 따라 조절된다.

"안구 운동 시스템이 양쪽 눈에서 충분히 작용하는가?"

근육 반응이 약하고 시력 저하가 우려되면 모양체근을 테스트한다. 이 근육은 수정체의 원근조절을 제어한다.

"원근조절이 최소한 충분히 기능하는가?"

"모양체근은 최소한 충분히 기능하는가?"

"수정체가 시력 문제의 원인인가?"

수정체는 다른 거리에서 물체를 볼 때 모양을 변경하도록 설계되었다. 수정체 영양은 수양액이 공급한다. 수정체에는 수분과 영양소가 충분해야 하니 알아보려면 물어본다.

"수정체에 물이 충분한가?"

"수정체에 영양결핍이 있는가?"

백내장은 수정체에 단백질이 쌓여 수정체가 왜곡된 것이다. 백내장이 발생하면 사람들은 대부분 수술해서 새 수정체로 교체한다. 수정체에 백내장이 생기는 것을 발견했다면 문제를 바로잡아 조기에 교정할 수 있다.

"두 눈 수정체에 백내장이 없는가?"

녹내장은 안구 내부의 과도한 압력 때문에 생긴다. 액체는 이 속이 빈 구체의 안과 밖으로 끊임없이 들어갔다가 빠져나간다. 눈 모양을 유지하기 위해 정확한 압력을 유지하려면 미묘한 흐름의 균형이 중요하다. 액체가 유입되는 것과 같은 속도로 배출되지 않으면 눈의 압력이 증가해서 녹내장으로 진단된다. 과도한 압력은 심하면 시신경을 손상해 실명을 유발할 수 있다. 대부분 유착으로 유체가 제대로 배출되지 않는다.

"두 눈의 안압은 정상인가? 정상 범위 안에 있는가?"

대답이 "아니요"이면 다시 질문한다.

"유착 때문인가?"

대답이 "예"이면 권장 보충제를 위해 부록을 참조하라. "아니요"이면 물어본다.

"안압이 높은 근본 원인이 눈 안에 있는가?"

대답이 "예"이면 눈의 다른 부분을 계속 테스트한다. "아니요"이면 근반응검사를 하여 근본 원인이 있는 시스템을 찾고 바로잡기를 계속한다.

아내 앤에 관한 이야기가 두 가지 있다. 몇 년 전 앤은 안과 의사를 방문했는데 안압이 높게 나와서 놀랐다. 의사는 녹내장이라고 진단한 뒤 약을 처방하려고 했다. 앤은 의사에게 남편이 자연요법의사라서 녹내장을 잘 처리할 거라며 약을 거절했다. 앤은 다음 해 검진하려고 사무실에 갔는데 의사는 녹내장을 언급하지 않았다!

앤은 눈을 부딪혀 눈에서 심한 통증을 느끼자 눈 전문가를 소개받았다. 의사는 검사 후 처방전을 쓰기 시작했다. 나는 그에게 "진짜 문제가 무엇인지 말해주시겠습니까?"라고 물었다. 그는 앤의 눈 흰색 부위인 공막 세포가 찢어졌다고 설명했다. 그런데 그 세포가 왜 찢어졌을지 궁금했다. 거기에는 이유가 꼭 있어야 했다.

결코 따르지 않을 두 가지 처방전을 가지고 진료실을 나온 뒤 근반응검사를 해보니 비타민 C와 감귤류 바이오플라보노이드 결핍이 원인이었다. 나는 앤이 의사에게 가기 전 2주 동안 앤에게 고용량 요법을 실시했다. 의사는 앤의 호전에 만족하며 "하던 것을 계속하세요"라고 말했다. 우리는 의사가 지시한 대로 비타민 C와 감귤류 바이오플라보노이드 고용량 요법을 2주 동안 계속했다. 앤의 눈은 완전히 나았지만 처방된 약은 전혀 먹지 않았다. 물론 의사는 결코 그것을 알지 못했지만.

일반적인 안과 진료 시설로는 자연적인 시력 검사를 할 수 없다. 이 프로그램은 더 나은 시력을 얻는 데 도움이 될 입증된 시스템을 제공한다. 영혼의 '창'인 눈을 잘 돌봐야 한다.

신경계의 마지막 부분 귀

현기증, 이명, 청력 상실은 청각에 관한 주요 질환이다. 외이관, 중이, 내이가 귀의 세 가지 주요 부위다. 고막은 외이와 중이를 분리한다. 이소골, 즉 추골, 침골, 등골은 중이에 있다. 내이에는 달팽이관과 반고리관이 있다. 이 반고리관에 현기증의 근본 원인이 있다. 귀에 문제가 있는지 테스트하려면 먼저 다음과 같이 질문한다.

"외이에 근본 원인이 있는가? 중이나 내이에 근본 원인이 있는가?"

근본 원인이 있는 귀 부분을 찾는다. 중이에 있는 경우 물어본다.

"망치뼈망치에 근본 문제가 있는가? 모루뼈모루, 등자뼈등자, 난원창인가?"

근본 원인이 내이에 있다면 물어본다.

"반고리관에 근본 원인이 있는가? 와우각, 전정와우신경에 있는가?"

전정와우신경은 청각 자극을 뇌에 전달하는 뇌신경이다.

이러한 질문 중 하나라도 약하게 대답이 나오면 평가 시트를 참조하여 문제가 어느 시스템에 위치하는지 테스트한다. 귀를 다른 내분비샘이나 장기처럼 근반응검사를 한다. 감각기관은 모든 장기와 내분비샘처럼 복잡하다. 더 많은 정보를 원하면 해부학 책을 참조하라.

이것으로 신경계를 마친다. 기억하라. 두뇌는 모든 세포, 조직, 기관, 내분비샘과 신호를 주고받는다. 신경계 없이는 연결되지 않는다. 두뇌가 없다면 '지휘센터'가 존재하지 않는다. 말초신경이 없으면 몸은 자극을 뇌로 보내거나 정보를 신체 시스템으로 전달할 수 없다. 건강에 이상이 있을 때 항상 신경계를 테스트하라.

12 호흡기계-산소 전달자

산소 없이 얼마나 오래 살 수 있는가? 우리는 호흡기계가 얼마나 중요한지 안다. 그러나 매일 지칠 줄 모르고 일하며 몸에 신선한 산소를 공급하고 유해한 이산화탄소를 제거하기 때문에 그것을 당연하게 여긴다. 우리는 매일 약 2만 번 호흡하지만 무언가 잘못될 때까지 호흡에 대해 생각하지 않는다.

코막힘, 두통, 기침, 피로, 천식과 같은 상태, 호흡곤란은 호흡기 문제로 생기는 증상이다. 호흡기 계통은 상부 호흡기와 하부 호흡기로 나뉜다. 상부 호흡기는 부비동, 하부 호흡기계는 기관지와 폐를 포함한다.

상부 호흡기 부비동

코막힘은 흔한 병이다. 부비동은 점막이 있는 공동이다. 이 조직이 독소나 기생충에 자극을 받으면 염증이 생기고 부어오른다. 이 부기는 콧구멍으로 숨쉬기 어렵게 만든다. 이 부기로 인한 압력은 두통을 유발할 수 있다. 호흡기계의 어느 부분이 증상을 유발하는지 확인하려면 질문해본다.

"이 증상의 '근본 원인'은 상부 호흡기관에 있는가?"

대답이 "아니요"이면 하부 호흡기 테스트를 시작한다. "예"이면 근본 원인에 점점 더 가까워지는 것이니 하부 호흡기계를 검사할 필요가 없다. 몸은 이미 증상의 첫 번째 원인이 상부 호흡기에 있다고 말했다. 다음 단계는 부비동에서 근본 원인을 찾는 것이다. 다시 물어본다.

"부비강 점막에 근본 원인이 있는가?"

부비동은 두개골 내부의 공동이다. 문제가 부비동에 있으면 대부분 부비동 내부점막에 있다. 부비동은 뺨의 상부에 위치한 상악동과 눈 사이 주변에 위치한 사골동이 있다. 전두동은 이마 부위 눈 위에 위치한다. 더 정확히 알고자 할 경우 근본 원인이 부비동에 있다고 확인되면 물어본다.

"상악동 점막에 근본 원인이 있는가? 사골동, 전두동에?"

머리에는 다른 부비동이 있다. 경막 정맥동dural venous sinuses은 머리 꼭대기를 가로질러 있다. 머리 뒤쪽에도 부비동이 있다. 이러한 부비동에서 점막 내층의 염증과 부종은 두통, 압박감, 통증을 유발할 수 있다.

"경막 정맥동에 근본 원인이 있는가?"

"후두엽 부위 부비동에 문제가 있는가?"

이 질문에 맞다고 테스트되면 다음 단계는 먼저 작용 정도 테스트를 한 다음 근본 원인을 테스트한다. 부록을 활용하여 그 부위의 균형을 바로잡는다.

하부 호흡기 계통

공기는 기관기관지을 따라 세기관지와 폐 전체로 이동한다. 이산화탄소는 폐를 통해 내쉬고 산소는 폐에서 공급된다. 건강 문제의 근본 원인이 하부 호흡기에 있다고 확인했으면 하부 호흡기계의 각 부위를 근반응검사한다.

"근본 원인이 기도trachea에 있는가?"

"근본 원인이 기관지bronchi에 있는가?"

"근본 원인이 폐에 있는가?"

"근본 원인이 횡격막에 있는가?"

강한 근육반응은 근본 원인이 호흡기계의 일정 부위에 있다는 신호다. 첫 번째 근본 원인을 수정한 후 모든 옵션을 다시 테스트하여 두 번째 원인이 없는지 확인한다. 두 번째 원인이 있다고 테스트되면 세 번째 원인이 있는지 확인하기 위해 다시 테스트한다. 호흡기계에 다른 원인이 없을 때까지 이 방식을 계속한다. 증상을 유발하는 스트레스에 이유가 하나만 있다고 추정하지 마라. 확실히 아는 유일한 방법은 근반응검사다.

기침은 일반적으로 세기관지에서 발생하지만 폐에서도 발생할 수 있다. 더 정확하게 말하면 1차, 2차, 3차, 고차 세기관지higher order bronchiloles가 있다. '세기관지'를 테스트하면 일반적인 답을 얻을 뿐이다. 좀더 구체적이 되려면 세기관지의 각 부분을 테스트해야 한다.

"근본 원인이 1차 세기관지에 있는가? 2차 세기관지에, 3차 세기관지에, 고차 세기관지에 있는가?"

좌우 폐에 기침이나 호흡곤란이 있는지 테스트해야 한다. 세기관지는 폐 안에 있지만 양쪽 다 따로 근반응검사를 한다. 기침이나 호흡곤란에 대한 완전한 답을 얻으려면 호흡기계의 두 영역을 모두 테스트해야 한다.

"이 문제의 원인은 좌측 폐인가, 아니면 우측 폐인가?"

바이러스, 흰곰팡이, 곰팡이사상균, 환경적 독소나 발암물질이 기침의 원인이 될 수 있다. 이 모든 가능한 원인을 몸에 물어본다.

"폐에 있는 바이러스가 원인인가? 흰곰팡이, 곰팡이, 환경의 독소가 원인인가?"

근본 원인이 발견되면 부록을 참조하여 올바른 보충제를 찾는다.

천식 증상은 여러 요인으로 발생할 수 있다. 탈수는 주요 원인이 될 수 있다. 숨을 쉴 수 없는 경우 폐포기낭를 테스트해야 한다. 이 포도처럼 보이는 다발은 산소 교환을 담당한다. 폐포가 제대로 작동하지 않을 때는 닫혀 있거나 열려 있는 상태다. 폐포가 닫혀 있으면 근본 원인은 항상 세기관지이며 그것은 폐포에 붙어 있다.

"폐포는 완벽하게 기능하는가?"

대답이 "아니요"이면 물어본다.

"폐포가 이 호흡 문제를 일으키는가?"

대답이 "예"이면 다시 묻는다.

"폐포가 닫혀 있는가?"

폐포가 닫혀 있다면 그것은 세기관지의 기생충 활동 때문이다. 만약 폐포가 열린 채 고착되어 있다면 들러붙은 것이다. 유착을 제거하는 방법은 부록을 참조한다. 기생충의 종류와 죽이는 방법은 기생충 차트를 참조한다.

들숨과 날숨에 중요한 횡격막

하부 호흡기의 또 다른 부분은 횡격막이다. 횡격막은 들숨과 날숨에 중요한 근육이다. 들숨이나 날숨이 제대로 작용하지 않으면 횡격막을 테스트한다. 원인이 이 근육에 있지만 근본 원인이 횡격막에 없다면 횡격막 신경을 검사한다. 미주신경의 이 부분은 횡격막에 대한 신경자극을 조절한다.

"횡격막이 이 문제를 유발하는가?"

"횡격막에 근본 원인이 있는가?"

횡격막에 문제가 있지만 근본 원인이 신경자극전달, 즉 전기 흐름에 없다면 묻는다.

"횡격막에 대한 신경자극전달이 완벽한가?"

신경자극이 완전하게 흐르지 않는다면 횡격 신경을 테스트한다.

“횡격 신경에 근본 원인이 있는가?”

지금까지 상부·하부 호흡기 시스템을 다루었다. 호흡은 생명이다. 우리는 첫 호흡을 하며 이 세상에 나오고 마지막 호흡을 하며 이 세상을 떠난다. 호흡기계는 숨을 쉬게 해준다. 감사히 여기고 이 생명을 구하는 시스템을 당연한 것이라고 여기지 말자.

13 생식 기관-생명의 수여자

우리는 번식하도록 설계되었고 그 목적은 생명을 창조하는 것이다. 생식 기관은 인간의 생명을 창조하는 경이로운 방법을 제공한다. 또한 프로게스테론, 에스트로겐, 테스토스테론과 같은 스테로이드 호르몬을 공급하는 시스템이기도 하다.

환경이 독소로 오염되자 생식 기관에서 더 많은 문제가 일어나고 있다. 여성은 월경, 불임, 안면 홍조, 두드러진 기분 변화, 야간 발한으로 어려움을 겪는다. 제노에스트로겐xenoestrogen: 음식과 주변 환경에 있는 가짜 에스트로겐 때문에 남성 정자는 급격히 줄어들었다.

나이가 들어감에 따라 호르몬이 감소하여 조산, 노화, 피로, 인지 능력 부족, 골밀도 감소, 성욕 감퇴 같은 여러 문제가 발생한다. 가임기가 지나더라도 생식 기관과 호르몬은 여전히 중요하다. 호르몬은 뼈의 강도뿐 아니라 근육의 단단함, 기분, 성욕에도 중요하다. 생식 기관이 더 잘 기능할수록 몸은 더 젊고 활력을 느낄 것이다.

여성의 생식 기관

난소는 여성의 생식샘, 즉 성샘이다. 난소는 프로게스테론, 에스트로겐, 테스토스테론의 생산을 담당한다. 에스트론E1, 에스트라디올E2, 에스트리올E3 세 가지 다른 에스트로겐 호르몬이 있다. 에스트라디올과 에스트리올은 몸과 항암에 유익하다. 에스트론은 몸에 이롭지 않고 해로울 수 있다.

이 호르몬은 HPA 축, 즉 시상하부, 뇌하수체, 부신 축으로 제어된다. 이것이 난소에 필요한 호르몬을 공급하는 단계적 연쇄반응이다. 이 과정은 시상하부에서 시작되어 여포 자극 분비 호르몬과 황체 형성 분비 호르몬이 만들어지고 뇌하수체 전엽으로 분비된다. 뇌하수체 전엽은 난포 자극 호르몬FSH과 황체 형성 호르몬LH을 생성하고 생식샘으로 분비된다. 난소는 뇌하수체 전엽에서 올바른 호르몬을 받지 못하면 스테로이드 호르몬을 충분히 만들 수 없다. 이러한 영역이 충분히 작동하는지 확인하려면 다음을 질문해본다.

"시상하부가 뇌하수체 전엽으로 모든 '분비 호르몬'을 충분히 생산하는가?"

"뇌하수체 전엽은 모든 호르몬을 난소로 충분히 분비하는가?"

"난소는 뇌하수체에서 모든 호르몬을 받는가?"

이 질문 중 하나라도 약하게 "아니요"이면 근본 원인을 찾고 문제가 되는 조직의 균형을 다시 조정한다. 하복부 앞부위에 통증이 느껴진다면 난소일 수 있다.

"난소가 이 통증을 유발하는가?"

"난소는 호르몬을 충분히 생산하는가?"

"난소에 염증이 없는가?"

좌우 난소는 나팔관으로 자궁과 연결되어 있다. 난자가 난소에서 분비되면 정자 수천 개가 난관을 따라 이동하여 난자를 가로채 수정 과정이 시작된다. 월경 주기 중간에, 즉 배란기 동안 난자가 한 달에 한 개 분비된다. 난자는 두 난소 사이에서 교대로 분비된다.

"두 난소 모두 난자를 완벽하게 분비하는가?"

"나팔관은 완벽하게 작동하는가?"

난자가 수정되면 자궁벽에 착상한다. 임신 초기인 이 시기에 가장 중요한 호르몬은 프로게스테론이다. 프로게스테론이 낮으면 태아가 유산된다.

"자궁 내막에 프로게스테론이 완벽한가?"

"자궁 내 호르몬이 완벽한가?"

경련이 있는 경우 이는 일반적으로 자궁 경부 또는 자궁벽의 평활근이다. 종종 마그네슘 섭취가 부족하거나 제대로 활용되지 않아서 마그네슘이 부족할 수 있다.

"이 경련의 원인이 자궁 경부의 평활근인가? 자궁의 평활근인가?"

"마그네슘 결핍 때문인가?"

"지금 이 조직이 마그네슘을 활용할 수 있는가?"

검사 결과가 "예"이면 식사에 마그네슘을 추가한다. 활용하지 못하면 해당 조직의 마그네슘 수용체를 확인한다.

"마그네슘 수용체가 충분히 작동하는가?"

대답이 "아니요"이면 마그네슘 수용체가 왜 마그네슘 사용을 중단하는지 테스트하여 근본 원인을 찾는다. 자궁 평활근이나 자궁 경부의 섬유근 조직에 마그네슘이 부족한 것은 마그네슘 결핍 때문인 경우가 많다. 부록을 참조하여 독소를 제거하는 올바른 보충제를 찾은 다음 마그네슘이 활용될 수 있는지 테스트한다.

마그네슘이 완벽하게 활용될 수 있다면 선택한 보충제를 먹은 뒤 마그네슘양이 최적인지 아니면 최소한 충분한지 테스트한다. 이때 마그네슘을 너무 많이 섭취하면 장의 변이 너무 물러지므로 주의한다. 이것은 마그네슘의 장 과민증 징후다. 장이 정상으로 돌아올 때까지 마그네슘을 줄이거나 중단한다.

질 조직은 진균 감염에 취약하다. 칸디다 알비칸스Candida Albicans: 곰팡이성 균는 이 부위를 좋아한다. 이 공격에 대응하려면 질관에 마이크로바이옴이 충분한지 확인한다. 프로바이오틱스는 장만큼 질 조직에도 중요하다.

질 통증은 위축으로 발생할 수 있는데 위축은 조직이 쇠약해지는 것이다. 이는 에스트로겐 결핍으로 발생한다. 질 통증의 또 다른 이유는 분비 부족이다. 이러한 문제 중 하나가 관련되는지 알아보려면 물어본다.

"이 질 조직 내의 질 통증또는 가려움증의 근본 원인은 무엇인가?"

"이 질 통증은 위축으로 인한 것인가?"

대답이 "예"이면 질문한다.

"에스트로겐 부족 때문인가?"

대답이 "아니요"이면 다시 질문한다.

"분비 부족 때문인가?"

독소, 기생충, 영양결핍 또는 조직 손상에 대해 테스트한다. 조직 손상이 있다면 그 이유가 있다. 동일한 증상에 대해 여러 가지 이유가 있을 수 있음을 항상 기억하라.

위축을 유발하는 에스트로겐 결핍이 있다고 해서 그것이 미네랄이나 비타민 결핍이 될 가능성이 없다는 것은 아니다. 항상 "이 문제에 대한 다른 이유가 있는가?"를 테스트한다. 그리고 부록에서 보충제 권장 사항을 참조한다. 올바른 보충제를 선택하면 선택한 보충제가 문제에 유익한지 근반응검사를 해본다.

가슴과 연관된 섬유종 낭종, 유방통, 가슴혹과 암을 수많은 여성이 경험하고 있다. 이러한 증상은 대부분 요오드 결핍, 림프계 오작동, 에스트로겐 우세증으로 발생한다.

사람들은 대부분 요오드를 적절히 섭취하지 않는다. 바다가 없는 곳에서는 요오드 공급량이 적다. 요오드는 갑상샘 호르몬을 만드는 데 필요한 가장 중요한 영양소다. 식탁용 소금 Table salt에 요오드를 첨가할 수도 있지만 이 경우 요오드를 필요한 만큼 섭취하려면 고용량의 식염을 섭취해야 한다. 게다가 식탁용 소금은 동맥 내막을 손상하고 고혈압을 유발한다며는 소금에는 식탁용 소금Table salt과 천일염Sea Salt 등이 있는데, 소금광산에서 생산되는 식탁용 소금은 필요에 따라 일정 성분을 첨가한다 – 옮긴이.

림프 흐름은 건강한 유방에 매우 중요하다. 겨드랑이 아래에는 림프절이 많은데 이것이 유방 건강에 영향을 미친다. '미세 림프액'은 세포와 조직에서 불필요한 노폐물을 가져온다. 여기에는 림프 모세혈관, 구심성 림프관, 림프절이 포함된다. 미세 림프micro lymph는 거대 림프계로 배출된다. 거대 림프macro lymph에서 가장 중요한 검사 영역은 좌우 림프관, 흉부 림프관, 유미조다.

유방 통증의 이유 중 하나가 과도한 에스트로겐으로, 이것이 프로게스테론과 에스트로겐 비율의 불균형 때문에 생기는 에스트로겐 우세증이다. 이 비율은 근반응검사로 측정할 수 있는데, 프로게스테론 대 에스트로겐의 최소 비율은 10:1이어야 한다. 최적의 최대 건강 비율은 20:1이다.

요즘 육류, 유제품, 물, 플라스틱에는 '가짜' 에스트로겐이 많이 들어 있다. 우리는 에스트로겐의 바다에 빠져 있다. 제노에스트로겐이라고 불리는 이 에스트로겐은 몸에 들어가 실제 에스트로겐처럼 작용한다. 이러한 불균형은 안면 홍조, 가슴 통증, 엉덩이 비만, 심지어 유방암을 유발한다.

"가슴에 종양이 없는가? 섬유종 낭종, 칼슘 침전물, 지방 침전물은 없는가?"

대답이 "아니요"이면 다시 질문한다.

"요오드 결핍 때문인가? 요오드가 유익한가?"

"림프계 때문에 생긴 것인가?"

"원인이 에스트로겐 우세증인가?"

유방에 혹이 보이면 의사에게 문의한다. 나는 자연요법의사로서 유방 조영술을 권장하지 않는다. 그것은 사람들이 생각하는 것만큼 정확하지 않으며, 유방에 너무 많은 압력을 가하고 신체에 더 많은 독성 방사선을 보낸다. 그래서 열화상 촬영을 제안한다. 신뢰할 수 있는 근반응검사자는 문제를 찾아내고 덜 침습적이다. 자기 손에 있는 근반응검사 시스템으로 문제를 스스로 찾을 수 있다. 그만큼 답은 가까이 있다.

당신이 배우는 이런 질문은 모든 조직에 할 수 있으며, 하나 이상의 답변이 가능하다. 항상 가장 중요한 이유를 찾는다. 불균형을 수정한 후 모든 영역을 다시 테스트하여 시스템에 다른 문제가 없는지 확인한다.

남성의 생식 기관

남성은 인정하고 싶지 않지만 발기부전, 전립샘전립선 부종, 고전립샘특이항원PSA: 전립샘암 종양 표시자, 저테스토스테론, 성욕 부족과 같은 많은 생식 기관 문제로 고통받는다. 몸에서 에스트로겐을 모방하는 과도한 제노에스트로겐가짜 에스트로겐으로 남성은 테스토스테론 수치가 낮아지고 정자가 약해지는 등 신체가 여성화되는 현상을 경험한다.

남성과 여성 모두 에스트로겐이 있지만 여성이 남성보다 더 많다. 남성이 에스트로겐을 너무 많이 축적하면 신체가 변한다. 이것은 육류, 물, 플라스틱에 제노에스트로겐이 축적되어 있기 때문이다. 에스트로겐이 너무 많은지 알아보려면 물어본다.

"혈액에 제노에스트로겐이 없는가?"

대답이 "아니요"이면 그 이유는 무엇인가?

"간은 제노에스트로겐을 완벽하게 해독하는가?"

"신장의 네프론nephron이 모든 제노에스트로겐을 걸러낼 수 있는가?"

대답이 "아니요"이면 그 이유는 무엇인가? 제노에스트로겐의 혈액을 정화하기 전 신장의 문제를 바로잡는다. 신장이 완벽하게 여과하면 과잉 에스트로겐을 해독해야 할 때다. 올바른 보충제는 부록을 참조하라.

남성 호르몬이 과도하게 줄어드는 또 다른 이유는 테스토스테론이 너무 많이 에스트로겐으로 전환되었기 때문이다. 이런 일이 일어나면 테스토스테론이 유해한 에스트로겐으로 전환되고 축적되어 결국 암을 비롯한 질병을 유발한다. 그러면 천연 테스토스테론이 줄어들어 성욕, 야망이 줄고 근육 손실이 생긴다. 에스트로겐화는 아연 결핍으로 발생한다. 미국인 75%가 아연이 부족한 것으로 추정된다.

"테스토스테론이 유해한 에스트로겐으로 전환했는가?"

대답이 "예"이면 다시 물어본다.

"아연 결핍 때문인가?"

이 테스트가 "예"이면 아연 결핍의 이유를 알아보라. 식단에 아연이 결핍되었기 때문인가? 세포가 제대로 활용할 수 있는가? 아연 보충제는 위의 진술을 거짓으로 만드는가? 즉, 보충제나 음식이 아연 결핍을 교정하는가?

남성의 전립샘은 관심을 받아야 한다. 50세 이상 남성 대다수는 전립샘이 부어올랐다. 붓는 원인은 카드뮴, 니켈, 기타 중금속 독소와 같은 독소 때문이다. 아연과 셀레늄은 전립샘 건강에 중요한 영양소다. 소팔메토는 전립샘 건강에 잘 알려진 허브로 항상 유익하다.

남자가 소변이 잦아지고 줄줄 흐르면 전립샘에 문제가 있기 쉽다. 남성 생식 기관을 테스트하는 데 활용할 수 있는 질문은 다음과 같다.

"전립샘에 염증이 없는가?"

"전립샘이 붓지 않았는가?"

"전립샘에는 중금속 독소가 없는가?"

"성기의 혈류가 충분한가?"

"고환은 테스토스테론을 충분히 생산하는가?"

발기부전erectile dysfunction은 누구에게나 끔찍한 말이다. 남자답게 할 수 없다는 생각은 충격적일 수 있다. 여느 근본 원인과 마찬가지로 그 이유가 항상 같지는 않다. 모든 경우에 근본 원인을 찾기 위해 각 시스템을 근반응검사한다. 다음은 문제를 정확히 찾아내는 데 도움이 되는 몇 가지 질문이다.

"이 문제는 몸의 불균형으로 인한 것인가?"

대답이 "예"이면 다음 질문으로 시작한다. "아니요"이면 감정적인 것인지 물어본다. "발기부전은 혈류 부족으로 발생하는가?"

주요 원인이 혈류이면 순환기 섹션을 참조하라.

대답이 "아니요"이면 다음과 같은 발기부전을 유발하는 조직에 대한 근반응검사를 한다.

"이 증상을 일으키는 조직이 90% 이상 작용하는가 아니면 그 이상인가?"

대답이 "아니요"이면 다시 질문한다. "80% 이상인가?"

팔이 강해질 때까지 계속 숫자를 내린다. 그리고 팔이 약해질 때까지 '2'씩 늘린다. 일단 그 조직이 발견되면 네 가지 이유 중 어느 것이 상태를 유발하는지 근반응검사를 한다. 독소, 영양결핍, 기생충 또는 조직 손상 네 가지 이유 가운데 찾는다. 첫 번째 불균형을 수정한 후 상태를 유발하는 다른 문제를 찾기 위해 다시 테스트한다. 다른 이유가 없을 때까지 테스트를 계속한다.

기억하라. 근반응검사는 몸과 의사소통하는 도구다. 몸의 지능이 이 시간 해야 할 일을 알려준다. 당신이 전부라 생각했던 것을 고친 뒤 다른 것을 발견하더라도 놀라지 마라. 치유에는 단계가 있다. 몸이 말하는 것만 검사할 수 있다. 당신의 임무는 정확하고 편향되지 않은 근반응검사를 하고 몸이 무엇이 필요한지 당신에게 알리게 하는 것이다.

모든 건강의 위기에는 감정이 갇혀 있거나 억압되어 있을 수 있다. 브래들리 넬슨 박사의 책《이모션 코드The Emotion Code》나 보디 밸런스 힐링 시스템의 일부로 이 책 뒷부분에서 논의하는 감정 해소 요법Emotional Release Therapy을 참조하라.

이것으로 비뇨기계를 마친다.

14 골격계-기본 토대

골격이 없으면 몸은 형태를 가질 수 없어 움직일 수 없는 조직 덩어리가 될 것이다. 뼈, 관절, 근육, 결합 조직, 연골 근막, 피부가 없으면 몸은 뼈대를 이룰 수 없다. 이들은 구조를 이루는 시스템의 구성 요소다.

몸의 형태를 형성하는 뼈

뼈는 뼈대의 힘을 받는 부위다. 뼈는 몸의 형태를 형성하고 내부 장기를 손상으로부터 보호한다. 뼈는 골수에서 적혈구erythrocytes와 백혈구leucocytes를 생성한다. 뼈의 주요 질병은 '뼈 속 구멍'을 의미하는 골다공증이다. 정도는 덜하지만 골다공증은 골감소증으로 시작된다. 이 두 용어는 모두 골밀도 손실과 관련이 있다. 골감소증은 이러한 손실이 시작되는 것이며 골다공증은 더 심한 경우다.

이러한 문제는 멈춰질 수 있고 올바른 영양소로 되돌아갈 수도 있다. 이는 단순히 칼슘이 부족한 것만이 아니다. 의사들은 몇 년 동안 골다공증이라고 규정해오고 있다. 그것이 '치료'라면 골다공증은 없어야 한다. 진실은 오늘날 골다공증과 골감소증이 더 많다는 것이다. 왜 그럴까? 근본적인 원인이 해결되지 않았기 때문이다. 근본 원인은 무엇인가? 더 깊이 파고들어 답을 찾는 유일한 방법은 근반응검사다.

"골밀도손목, 엉덩이뼈, 척추 확인가 완벽한가?"

뼈의 밀도는 충분하면 되는 것이 아니라 완벽해야 한다. 골밀도가 98% 미만인 뼈는 의료 검사 기준으로 볼 때 골다공증이다. 밀도가 부족한 주요 원인 중 하나는 조골세포osteoclast와 파골세포osteoclast가 균형을 이루지 못했기 때문이다.

조골세포와 파골세포는 뼈를 리모델링한다. 파골세포는 오래된 뼈를 녹이고 조골세포는 새로운 뼈를 재건한다. 어느 한쪽의 불균형은 결국 뼈에 질병을 일으킨다.

"파골세포와 조골세포는 균형을 이루는가?"

균형이 맞지 않으면 그 이유를 물어본다.

"왜 균형이 맞지 않는가? 독소, 기생충, 영양결핍, 조직 손상 중 어느 것 때문인가?"

답은 다음 중 하나 이상이어야 한다. 문제를 유발하는 것을 선택하면 부록을 참조해 그것을 바로잡는다. 프로게스테론과 에스트로겐의 호르몬 불균형도 골밀도 손실을 유발할 수 있다.

"에스트로겐이나 프로게스테론이 이러한 뼈 손실을 유발하는가?"라고 물어본다.

대답이 "예"이면 다시 질문한다.

"에스트로겐 결핍이 이 문제를 일으키는가?"

"프로게스테론 결핍이 이 문제의 원인인가?"

둘 중 하나 또는 둘 모두가 결핍되었으면 부록의 호르몬 섹션을 참조한다.

뼈와 뼈를 연결하는 관절

관절은 뼈와 뼈를 연결하는 조직이다. 관절이 없으면 몸이 다양한 형태로 움직일 수 없다. 우리 몸에는 관절이 여러 종류 있다. 이 책에서 관절이라고 하면 모든 관절을 말한다. 특정 관절에 대한 좀더 정확한 테스트가 필요하면 해부도를 참조하라.

"관절이 이 증상의 원인인가?"

대답이 "예"이면 활액synovial fluid을 테스트하라. 활액은 관절의 윤활유로 활막에서 분비된다.

"활액 결핍 때문인가?"

대답이 "아니요"이면 일반적인 테스트 절차를 따른다. "예"이면 근본 원인은 활막에 있다. 활막을 고치면 활액이 완벽해진다. 이 불균형을 수정한 후 질문한다.

"이 증상을 일으키는 또 다른 이유가 관절에 있는가?"

기존의 많은 의사는 환자를 '관절염'으로 진단하지만 이것은 도움이 되는 진단이 아니다. 관절염은 관절의 염증을 뜻한다. 이 의학적 진단은 환자가 이미 알지 못했던 것에 대해 아무것도 말해주지 않는다. 관절에 염증이 생기는 근본 원인을 찾는 것이 진짜 정답이다.

관절 염증의 원인은 탈수, 라임병보렐리아 버그도르페리, 필수 지방산 결핍, 산성화, 영양결핍, 독소다. 관절에 염증이 있으면 이런 가능한 원인을 검사한다. 또 관절의 스트레스에 대한 네 가지 주요 원인을 검사하고 부록을 참조하라.

몸에 탄력과 힘을 주는 근육

근육이 없으면 몸이 움직일 수 없다. 눈 깜박임, 심장 박동, 호흡 등 모든 움직임에는 우리가 당연하게 여기는 것을 수행하는 정교한 근육 시스템이 필요하다. 근육은 몸에 탄력과 힘을 준다. 근육이 건강문제를 일으키는지 알아보려면 물어본다.

"이 건강문제는 근육 때문인가?"

대답이 "예"이면 어느 근육인지 질문하여 찾는다.

"이 문제의 근본 원인은 골격근에 있는가? 평활근이나 심근에 있는가?"

특정 그룹의 근육으로 밝혀지면 작용 정도와 원인 검사를 진행한다. 상급자는 지문 프로그램Fingerprinting program으로 근본 원인을 찾는다. 감정 해소 요법에서 설명하는 지문 프로그램을 이용하지 않으면 네 가지 기본 원인을 사용하고 부록을 참조한다.

근육에는 세 종류가 있다. 걷거나 서거나 운동하는 것과 같이 몸을 움직일 때 사용하는 근육은 골격근이다. 이것은 수의근으로 움직임을 내가 조절한다. 두 번째 유형은 평활근이다. 이 근육은 자율 신경계에 의해 무의식적으로 조절된다. 혈관,

폐, 위장관 등의 내부에 있어 통제할 수 없다. 평활근은 작동하지만 알아채지 못한다. 세 번째 유형의 근육은 심장 근육이다. 이 근육은 심장에만 있다.

섬유질 연결 조직의 끈 인대

관절에는 관절을 지탱하는 인대가 연결되어 있다. 인대는 뼈와 뼈를 연결하고 관절을 제자리에 유지하는 섬유질 결합 조직이다. 또 인대는 내부 장기를 떠받치고 지탱한다. 힘줄과 인대는 둘 다 결합 조직이라서 유사하지만 힘줄은 뼈와 근육을 연결한다. 세 번째 유형의 결합 조직은 근육을 둘러싸고 있는 근막이다.

이런 결합 조직 중 하나라도 문제가 생기면 병의 원인이 독소, 기생충, 영양결핍, 조직 손상 중 어느 것인지 테스트한다. 어떤 결합 조직이 문제를 일으키는지 찾으려면 질문을 한다.

"이 증상이 인대 때문인가? 힘줄이나 근막 때문인가?"

모든 조직과 마찬가지로 근본 원인이 있는 곳을 찾아 원인을 파악한다. 불균형을 바로잡으려면 부록을 참조하라. 증상에 2차 문제가 있는지 늘 확인하라.

피부와 근육 사이의 결합 조직 근막

근막은 피부와 근육 사이의 결합 조직이다. 머리부터 발끝까지 온몸의 모든 기관, 내분비샘, 조직을 둘러싸고 있다. 근막에는 표면 근막, 심층 근막, 내장 근막의 3층이 있다. 근막이 문제의 근본 원인인지 알아보려면 질문해본다.

"근막이 이 증상의 원인인가?"

대답이 "예"이면 다시 질문한다.

"표면 근막인가? 심층 근막인가? 내장 근막인가?"

문제를 일으키는 근막이 두 개 이상일 수 있다. 일단 근막의 첫 번째 영역을 바로잡고, 다시 근막에 대한 질문을 반복하며 근막 검사가 강하게 반응할 때까지 계속한다.

몸의 가장 큰 기관 피부

몸의 가장 큰 기관인 피부는 주위 환경의 유해한 침입자로부터 몸을 보호해준다. 몸을 둘러싸는 외피로 체온 조절에 도움을 주고 배출 역할을 할 뿐 아니라 모든 것을 하나로 묶는다. 피부는 건강이라는 퍼즐의 중요한 요소다.

피부는 여러 겹으로 각각 싸여 있으며 맨 상층은 표피epidermis로 기저막basement membrane, 기저층stratum basale, 유극층stratum spinosum, 과립층stratum granulosum, 투명층stratum lucidum, 각질층stratum corneum으로 구성된다. 근본 원인이 피부에 있을 때 물어본다.

"상피상층에 최초의 원인이 있는가?"

대답이 "예"이면 각 층에 대해 물어본다.

"기저층에 근본 원인이 있는가? 아니면 유극층, 과립층, 투명층, 각질층에 원인이 있는가?"

연조직Soft tissue은 신체의 쿠션을 형성하는 피부 아래 조직이다. 연조직은 피부와 같은 근반응검사를 하지 않기 때문에 따로 검사할 필요가 없다.

"근본 원인이 연조직에 있는가?"

이 영역에 문제가 있으면 근본 원인을 찾아 부록을 참조하여 바로잡는다. 증상을 일으키는 영역이 두 개 이상 있을 수 있다는 것을 명심하라. 중요한 근본 원인부터 시작하라. 중요 원인을 교정한 후 근반응검사로 2차 또는 3차 원인이 있는지 확인한다. 몸이 현재로는 특정 증상의 원인이 더는 없다고 할 때까지 증상의 다른 원인을 계속 검사한다. 대답이 "아니요"이면 피부의 활동이 일어나는 진피를 테스트한다.

근반응검사로 근본 원인이 상층부가 아닌 피부에 있다는 것이 확인되면 원인은 진피에 있는 것이다. 진피에는 피부 색소, 모낭, 땀샘 및 기름샘을 공급하는 혈관, 신경 말단, 멜라닌 세포가 있다.

"진피에 근본 원인이 있는가?"

처음 테스트할 때 근본 원인이 피부에 있지만 상층부에는 없는 것으로 나오면 답은 진피에 있다. 근본 원인이 진피에 있다고 확인되면 진피의 각 구성 요소를 검사한다. 해부학 책을 참조하며 진피 섹션을 보고 진피의 모든 부분을 검사하여 문제의 근본 원인을 찾는다. 구조적 시스템은 건강 평가의 중요한 부분이다.

여드름, 발진, 가려움증은 피부 문제의 일부다. 한의학에서는 피부를 '제3의 신장'이라고 한다. 피부에 육체적 스트레스가 나타나면 혈액에 독소가 있다는 것인데, 이는 간이 완벽하게 해독하지 않거나 신장의 네프론이 독소를 모두 걸러내지 못하거나 아니면 둘 다로 발생한다. 이 중 어느 하나가 제대로 작용하지 않으면 몸에서 피부는 스트레스를 받고 증상을 나타낸다.

피부 문제는 대부분 피부만의 문제가 아니라 근본 원인은 더 깊은 곳에 있다. 유감스럽게도 피부과 의사는 바르는 국소 크림과 레이저로 문제를 치료하려고 하지만 더 깊은 중요한 이유는 조사하지 않는다. 근반응검사로 문제가 실제로 피부에 있는지 확인할 수 있다.

"근본 원인이 피부에 있는가?"

대답이 "아니요"이면 다시 질문한다.

"이 피부 문제의 근본 원인은 간에 있는가? 아니면 네프론에? 신장에 있는가?"

이것은 피부 문제를 일으키는 세 가지 주요 영역이다. 이들 중 어느 것도 근본 원인이 아니면 근반응검사를 하여 근본 원인이 어느 시스템에 있는지 찾아보라.

15 비뇨기계-균형자

배설 시스템의 주요 부분인 비뇨기계는 상부, 하부로 구성되어 있다. 상부 비뇨기계는 신장과 요관이다. 하부 비뇨기계는 방광과 요도로 구성된다. 비뇨기계는 몸에서 과도한 영양소와 독소를 배출하고 몸에 필요한 것을 재흡수해 체액의 균형을 유지한다.

비뇨기계에서 가장 흔한 질환은 요로감염UTI, 요실금, 부종과 빈뇨다. 이들은 모두 자연스럽게 바로잡을 수 있다.

상부 비뇨기계

근반응검사 결과 비뇨기 계통에 근본 원인이 있는 것으로 나오면 먼저 질문하라.

"질환이 무엇이든 상부 비뇨기계에 근본 원인이 있는가?"

그것이 "예"이면 근본 원인은 신장, 요관 또는 둘 다에 있다. 만약 "아니요"이면 근본 원인이 방광, 요도 또는 둘 다에 있다. 상부에 있는 경우 질문으로 시작한다.

"원인이 신장에 있는가?"

가장 먼저 확인해야 할 것은 양쪽 신장으로 들어가는 혈류다.

"양쪽 신장의 혈류는 충분한가?"라고 질문한다.

혈류가 충분하지 않으면 신장 동맥을 검사한다.

"신동맥을 통해 양쪽 신장으로 들어가는 혈류가 최소한 충분히 작용하는가?"라고 질문한다.

그렇지 않다면 순환계를 설명하는 장을 참고하여 동맥의 어느 부위가 문제를 일으키는지 검사하라. 신장에서는 몸에 중요한 여과를 한다. 각 신장에 네프론이 100만 개 있어 독소를 걸러내고 영양분과 물을 재흡수한다. 원인이 신장에 있으면 물어보라.

"네프론에 근본 원인이 있는가?"

근반응검사를 더 자세히 하려면 해부학 책을 참조하여 네프론의 개별 영역을 검사하라. 이것은 단지 네프론을 검사하는 것보다 더 정확해진다. 신장이 근본 원인이지만 네프론에는 원인이 없으면 물어본다.

"신장 피질에 근본 원인이 있는가?"

근본 원인이 신장에 없고 상부 요로에도 없으면 요관에 있으니 질문하여 확인한다.

"요관에 1차 원인이 있는가?"

문제가 요관에 있으면 결석, 조직 손상 또는 유착이 있는지 검사한다.

"요관에 결석이 없는가? 조직 손상이나 유착은 있는가?"

하부 비뇨기계

비뇨기계의 하반부에 원인이 있다는 대답이 나오면 다시 물어본다.

"방광에 근본 원인이 있는가?"

대답이 "예"이면 해당 조직에서 근본 원인을 찾아 불균형을 바로잡는다. 방광을 확인하기 위해 평활근과 방광삼각의 기능을 근반응검사하고 대답이 "아니요"이면 물어본다.

"요도에 근본 원인이 있는가?"

소변을 너무 자주 보는 이유 중 하나는 방광이 완전히 비워지지 않기 때문이다. 방광은 소변으로 가득 찬 주머니와 같다. 방광이 차면 배뇨근 섬유는 수축하라는 신호를 받아 소변을 방광에서 요도로 밀어낸다. 그러나 배뇨근 섬유가 완벽하게 작동하지 않으면 방광에 소변이 남게 된다.

"방광이 완벽하게 비워지는가?"

대답이 "아니요"이면 다시 질문한다.

"배뇨근 섬유에 원인이 있는가?"

"요도에 원인이 있는가?"

주요 근본 원인을 바로잡은 후에는 항상 문제에 대한 2차 원인이 있는지 테스트한다. 대답이 "아니요"이면 물어본다.

"다른 시스템에서 이 증상에 대한 다른 원인이 있는가?"

대답이 "예"이면 평가 시트 맨 위에서 시작하여 다음 원인이 있는 시스템을 찾아 내려간다.

대답이 "아니요"이면 새로운 테스트를 시작하여 다음 증상에 집중한다.

요로감염UTI은 흔한 요로 문제로 방광에 감염이 있을 때 발생한다. 이 때문에 화장실을 빈번하게 갈 수 있다. 이에 대한 가장 흔한 원인은 감염을 일으키는 유익하지 않은 병유발 박테리아 때문이다. 이것이 문제인지 판단하려면 질문한다.

"방광에 감염이 없는가?"

대답이 "아니요"이면 다시 질문한다.

"원인은 병유발 박테리아인가?"

대답이 "아니요"이면 부록의 기생충 차트를 참조해 감염의 원인이 되는 기생충을 선택한다.

대답이 "예"이면 기생충 차트를 참조해 병을 유발하는 박테리아를 찾고 추천하는 보충제를 검사해본다. 해당 보충제가 강하게 검사되지 않으면 다른 보충제를 계속 검사하여 상황을 바로잡을 수 있는 것이 어느 것인지 찾아낸다.

또 다른 문제는 방광이 제대로 조절되지 않는 경우다. 소변 흐름을 조절하는 능력 상실은 종종 내부 괄약근 아니면 외부 괄약근 의해 초래된다여성은 외자궁구external orifice가 있음. 내부 괄약근은 불수의근이지만 외부 괄약근이나 외자궁구는 임의로 조절할 수 있다. 근육 또는 신경자극은 소변 흐름 조절에 부정적 영향을 미칠 수 있다.

"이 조절 부족의 원인은 내부 괄약근인가, 아니면 외부 괄약근구멍, 근육, 신경자극 때문인가?"

요실금에는 하나 이상의 원인이 있을 수 있으므로 더는 원인이 없을 때까지 검사를 계속한다.

여기까지가 비뇨기계다. 당신은 이제 비뇨기 증상을 바로잡을 수 있는 사용하기 쉬운 프로그램에 대한 지식을 가지게 되었다. 한번 시도해보라. 더 많이 사용할수록 더 건강해질 것이다.

16 병은 왜 생기나

스트레스는 모든 병의 근원이 된다. 모든 질병은 편하지 않은 것이다dis-ease. 몸이 외부의 힘으로 균형항상성을 잃게 된다. 스트레스가 시작되는 원인은 무엇인가? 여기서 답하게 될 100만 달러짜리 질문이다.

육체적 수준에서 항상성을 방해하는 주요 인자는 독소다. 정서적·정신적·영적 치유의 다른 세 단계를 의도적으로 무시하지는 않지만 이 책은 대부분 독소, 기생충, 영양결핍, 조직 손상 같은 육체적 측면의 치유에 치중한다. 감정 해소 요법 Emotional Release Therapy 프로그램에 대한 자세한 내용은 뒤에서 다룬다. 보디 밸런스 힐링 시스템의 정신적·영적 측면을 연구하려면 필자의 《삶 되살리기》를 참조하라.

여기서는 보디 밸런스 힐링 시스템을 전통 의학, 대체 자연건강요법과 구분하는 방법을 다룬다. 이들의 차이점은 '근본 원인'을 찾는다는 것이다. 이는 모두 알고 싶어 하는 것이다. 무엇이 그것을 불러일으키는가? 우리는 인터넷을 사용함으로써 건강에 대해 더 똑똑해지고 있으며 약으로 증상을 은폐하는 것을 더는 허용하지 않는다. 또한 답을 요구하는데, 근반응 검사가 그것을 할 수 있다.

비천연 물질 독소

우리는 유독한 세상에서 살 뿐 아니라 매일 독소의 공격을 받고 있다. 아기는 태어날 때 수백 가지 독소를 물려받는다. 그렇다면 독소란 무엇인가? 독소는 몸이 생물학적으로 사용할 수 없는 모든 비천연 물질이다. 신체 기능의 불균형을 만들어내고 몸 조직에 스트레스를 주는 모든 물질이다. 우리 환경에는 독소가 수천 개 있으며 심지어 해마다 늘어나고 있다.

질병을 일으키는 이러한 물질은 피부, 음식, 공기, 물을 통해 몸으로 들어온다. 간은 몸에 들어오는 모든 독소를 해독해주는 영웅이다. 간의 주요 목적은 독소가 몸에서 만연할 기회를 잡지 않도록 혈액에서 독소를 제거하는 것이다. 간은 담즙을 통해 독소를 처리하거나 조직에 저장해 신체의 중요한 기관과 내분비샘에 접근하지 못하게 한다.

독소는 흘러넘쳐 증상이 시작될 때까지 몇 년에 걸쳐 몸에 쌓인다. 몸에 들어오는 독소의 양을 조절하는 좋은 방법은 깨끗한 생활 방식을 유지하고 간을 관리하는 것이다. 우리가 간을 돌보면 간이 우리를 돌볼 것이다.

독소가 있는 몸을 정화하는 또 다른 훌륭한 도구는 적외선 사우나다. 위험할 정도로 뜨거워질 수 있는 구식 사우나보다 안전한 이 사우나는 최대 150도까지 가열된다. 사우나의 주요 목적은 땀을 흘리게 하는 것이다. 땀을 흘리는 것은 몸에서 독소를 제거하는 가장 좋은 방법이다.

해독 기술에는 여러 가지가 있으며 대부분 효과적이다. 하지만 너무 많이 너무 빨리 해독하지 않도록 주의하라. 또한 림프와 신장을 포함한 배출 시스템이 충분히 해독될 수 있는지 확인하라. 확실히 하려면 물어본다.

"림프 시스템이 모든 독소를 제거할 수 있는가?"

"간은 모든 독소를 완벽하게 해독하는가?"

"혈액에 독소가 전혀 없는가?"

혈액에 독소가 있으면 안 된다. 혈액에 독소가 있으면 간 해독 경로가 독소를 혈액에서 차단하지 못하거나 신장의 네프론이 독소를 완벽하게 걸러내지 못한다. 이를 알아보려면 물어본다.

"간 해독작용이 모든 독소를 혈액에서 차단하는가?"

"신장에 있는 네프론이 혈액에서 모든 독소를 완벽하게 걸러내는가?" 혈액에 독소가 있을 때 나타나는 가장 흔한 증상은 피부 발진, 여드름, 관절통, 알레르기, 부종이다. 한의학에서는 피부를 '제3의 신장'이라고 한다. 신장이 완벽하게 기능하지 않거나 간 기능이 저하될 때마다 피부는 그 증상을 보이게 된다.

일일이 이름을 붙이기에는 독소가 너무 많다. 부록의 독소 차트에는 가장 흔한 독소의 이름과 독소를 자연적으로 제거하는 방법이 있다. 증상의 원인이 독소이면 독소 차트를 참조하라.

기생충

어떤 사람들에게는 기생충이라는 말만으로도 소름이 끼친다. 몇 년 동안 기생충을 연구한 나는 기생충이 건강 악화의 주요 원인임을 알고 있다. 기생충이란 무엇인가? 여기서 기생충이라고 할 때는 단지 벌레를 말하는 것이 아니다. 보디 밸런스 힐링 시스템에서는 '몸을 숙주로 사용하는 모든 생물체'가 기생충이다.

기생충에는 세 그룹이 있다. ① 기생동물로 촌충, 흡충, 회충, 요충, 원생동물 ② 마이크로 기생충으로 병을 유발하는 박테리아, 바이러스, 연쇄상 구균, 호염균h.pylori bacteria, 라임, 바베시아, 바르토넬라, 클라미디아 ③ 기생식물로 균류, 곰팡이, 검은곰팡이, 흰곰팡이, 알비칸스 효모, 마이크로자임을 포함한다.

의사들은 대부분 기생충이 많은 건강문제를 유발한다는 것을 믿지 않는다. 하지만 나는 기생충으로 생기는 질병을 매일 본다. 감염원 또는 병원체는 대부분 의사가 인정하는 것보다 훨씬 더 일반적이다. 그들은 여전히 기생충을 잡으려면 미국을 벗어나야 한다고 믿는다. 이는 외래종 기생충인 경우 사실일 수 있지만 많은 환자에게서 양성으로 테스트되는 것에 대해서는 그렇지 않다.

기생충은 설사, 메스꺼움, 피로, 염증, 통증을 유발한다. 모든 형태의 기생충은 노폐물을 생성하는데 이들은 실제 기생충보다 몸에 더 해롭다. 기생충은 몸에서 영양분을 빼앗아 영양결핍을 일으키고 조직 손상을 불러올 수 있다.

동물성 기생충은 살아 있는 유기체로 알을 낳고 라이프 사이클이 있어서 죽이기가 가장 어렵다. 주기가 계속되지 않게 하려면 첫 번째 프로토콜을 마치고 한 달 뒤 같은 프로토콜을 반복해야 한다.

엡스타인 바 바이러스Epstein Barr virus, 보렐리아 버그도르페리Borrelia burgdorferi, 대상포진 바이러스, 헤르페스는 몇 년 동안 몸에 남아 면역 체계를 지치게 할 수 있다. 이들 바이러스는 죽지 않으려고 세포 내부에 숨어 있다. 이들 바이러스를 진정으로 이해하려면 메디컬 미디움Medical Medium의 《수수께끼 병Mystery Illness》 3장에서 설명한 바이러스의 개념을 참고하라.

기생식물은 모든 곰팡이 그룹으로 곰팡이, 사상균, 검은곰팡이, 흰곰팡이, 알비칸스칸디다 효모, 마이크로자임이 가장 흔한 몇 가지 예다. 기생충이 주요 원인이라는 것이 확인되면 이제는 기생충이 어느 범주에 속하는지를 테스트한다.

"동물성 기생충인가? 마이크로 기생충인가? 식물성 기생충인가?"

대답은 세 범주 중 하나에 들어야 한다. 일단 그룹이 확인되면 부록의 기생충 차트를 참조하라. 해당 범주의 각 선택을 근반응검사한다. 예를 들어 카테고리가 식물성 기생충이면 기생충 차트의 해당 그룹으로 이동해 첫 번째 항목에서 시작하여 답을 얻을 때까지 계속한다.

"이 건강문제의 근본 원인은 곰팡이인가? 사상균인가? 검은 곰팡이인가? 흰곰팡이인가? 알비칸스 효모인가? 마이크로자임인가?"

팔이나 손가락이 강하게 반응하면 진짜 답이라는 것을 알리는 것으로 문제를 발견한 것이다. 그 기생충을 죽이면 증상을 유발하는 다른 기생충이 있는지 테스트한다. 다른 기생충이 있으면 처음부터 다시 시작하며 이번에는 어떤 기생충인지 알아본다. 기생충을 하나 죽이고 그것이 전부라고 생각하지 마라. 증상을 유발하는 다른 기생충이 없을 때까지 테스트를 계속한다.

기생충의 작용으로 고통받는다면 신체 내부가 산성화되었다는 것을 알아야 한다. 산성 수치가 높으면 기생충에 감염될 수 있고 기생충에 감염되면 산성 수치가 높다. 몸이 산성이면 칼슘, 마그네슘, 칼륨, 나트륨과 같은 다량의 미네랄이 부족하다.

영양결핍

신체의 모든 세포는 풍부한 아미노산, 비타민, 효소, 미네랄, 필수 지방, 물을 공급받아야 한다. 이런 기질 중 하나라도 결핍되면 신체는 서서히 나빠져 노화하거나 병이 된다. 생활 방식이 빠르게 변화하고 결핍된 음식으로 인해 신체가 최적의 기능을 발휘하는 데 필요한 영양소를 섭취하기가 어려워졌다.

전통적인 의료 커뮤니티는 영양 작용에 관심이 없다. 의사들은 대부분 영양 교육을 거의 받지 못했다. 의사들은 왜 그런 일이 일어나는지, 어떻게 하면 몸을 건강하게 만드는지를 전혀 생각하지 않고 단지 약을 강권하는 전문가로 훈련되었다. 의사들은 몸에서 벌어지는 전쟁에서 침입자를 공격하는 것이 자기가 할 일이라고 믿는다.

우리 몸은 자연적으로 치유하는 능력을 타고났다. 몸은 삶의 모든 순간 몸을 움직이게 하는 지능을 가지고 있다. 필요한 것을 주고 치유 능력을 해치는 물질을 몸에 넣지 않으면 몸은 무엇을 해야 하는지 알고 있다. 가장 중요한 것은 세포가 사용할 충분한 영양이 필요하다는 것이다.

명심하라. 세포가 건강한 수준만큼 몸이 건강하다. 만약 음식이나 보충제가 세포 수준에서 받아들이고 사용할 수 없다면 그것은 몸에 좋지 않다.

건강에 좋은 유기농 음식을 먹는 것 말고도 사람들에게는 보충제가 필요하다. 영양 제품을 고르는 데는 선택사항이 많다. 제품의 품질도 차이가 크다. 약국과 식료품점에 있는 많은 보충제는 합성제품이다. 우리 몸은 유기 조직으로 인공물질이나 합성물질을 사용할 수 없다. 광고하는 이러한 유형의 보충제를 사는 것은 돈 낭비다. 몸은 그런 보충제를 사용할 수 없을 뿐만 아니라 특정 영양소가 부족하게 되며, 처리하고 배출해야 하는 해로운 독소를 떠안게 된다.

자동차에 기름이 필요하듯이 몸에는 영양소가 필요하다. 차에 나쁜 기름을 넣겠다는 생각을 하지는 않을 것이다. 전문가 등급의 보충제를 사용하면 결국 보상받게 된다. 비용이 더 많이 들겠지만 몸은 우리가 이 생애에서 가지게 되는 유일한 차량이다. 우리는 더 나은 건강을 위해 지금 조금만 더 지불할지 아니면 나중에 더 많은 돈을 낼지 선택할 수 있다.

혈액 검사는 단지 혈액에 있는 영양소의 양을 보여줄 뿐이다. 검사에서는 조직이나 세포 수준에서 일어나는 일을 반영하지 않는다. 혈액 검사는 도움이 되지만 사람들이 믿는 것만큼 제대로 보여주는 것은 아니다. 근반응검사는 조직과 세포의 영양 수준을 검사하는 완벽한 도구다. 모든 조직, 세포, 장기에 근반응검사를 할 수 있다.

“당신이 선택한 조직, 장기, 내분비샘, 세포에 모든 아미노산이 완전한가?”

더 구체적으로 알고 싶다면 각각의 아미노산에 대해 근반응검사를 할 수 있다. 같은 방식으로 종류가 같은 다른 범주의 영양소를 각각 테스트해보라. 다시 말하지만, 어떤 범주가 완벽하지 않더라도 각 범주는 더 세밀해질 수 있다. 즉 비타민이 완벽하지 않으면 질문해볼 수 있다.

“수용성 비타민은 완벽한가?”

그렇지 않다면 물어본다.

“비타민 C인가? 감귤류 바이오플라보노이드인가? 아니면 B_1, B_2, B_3, B_5, B_6, B_9, B_{12}인가?”

해당 범주의 각 영양소를 테스트한다. 그 그룹에서 하나만 부족할 수 있지만 모두 그럴 수도 있다. 해당 비타민 그룹이 완료되면 물어본다.

“모든 지용성 비타민은 완벽한가?”

대답이 “아니요”이면 물어본다.

"비타민 A인가? 아니면 비타민 D, 비타민 E, 비타민 K, 비타민 F인가?"

각 범주에 대해 동일한 작업을 수행한다. 영양소를 선택하기 위해 부록의 영양소 차트를 참고한다.

3장

3단계

고급

다양한 상황에서 발생하는 스트레스가

경미한 증상을 많이 유발하는데,

몸은 큰 병이 생기기 전에 주의를 끌려고 노력한다.

이때 근반응검사 방법을 알면 이런 작은 문제가

크고 무서운 문제로 바뀌기 전에 해결할 수 있다.

17 감정 해소 요법

이 책에서는 육체적 측면의 치유에 초점을 맞추었지만 감정 이야기를 하지 않고는 완전하게 치유되지 않는다. 대부분 통합의료 의사와 자연건강요법사는 억압된 감정이 암을 포함한 모든 질병에서 큰 역할을 한다는 데 동의한다.

감정은 '움직이는 에너지'이자 미묘한 에너지다. 감정에는 사랑, 신뢰, 기쁨, 용서, 연민과 같은 긍정적이고 힘을 주는 감정과 증오, 두려움, 죄책감, 질투와 같이 힘이 빠지게 하는 부정적 감정이 있다. 긍정적 감정이 몸을 타고 흘러 생명 에너지가 쉽게 증진되면서 활력과 생기 넘치는 건강을 만들어낸다. 부정적 감정은 장기, 내분비샘, 경락, 차크라에 고착되어 자연적 흐름을 방해하여 생명력을 정체시킨다. 정체가 일어나면 증상이 나타난다. 이런 갇혀 있는 감정을 찾아 제거하지 않으면 몸은 완전히 치유될 수 없다.

감정 해소 요법의 장점

유능한 근반응검사자가 되면 몸에 갇힌 감정을 쉽게 찾을 수 있다. 나는 두 가지 시스템을 사용하는데, 브래들리 넬슨의 이모션 코드https://drbradleynelson.com 참조 - 옮긴이와 이 책에서 가르치는 감정 해소 요법Emotional Release Therapy이 그것이다. 둘 다 좋으며 각각 장단점이 있다. 힐링에서 감정적 요소를 어떻게 다루어야 하는지 알려면 둘 다 배워야 한다.

나는 이모션 코드를 가르치는 수업에 참석했는데, 강사는 차트에서 특정 감정을 찾는 방법과 그것을 '스와이프swipe'이모션 코드에서 갇힌 감정을 제거하기 위해 손을 움직이는 동작 - 옮긴이하고 제거하는 방법을 훌륭하게 가르쳐주었다. 강사는 공인된 이모션 코드 전문가로서 자신에게 그만한 자격이 있다는 것을 보여주었다.

수업 마지막에 강사가 질문이 있느냐고 물었다. 나는 손을 들고 아주 센 질문을 했다. 감정을 훨씬 빨리 해소하는 방법을 알고 싶으냐고 물어본 것이다. 그녀는 이런 질문에 놀라더니 내게 가르쳐달라고 했다.

참석자 가운데 갇힌 감정이 있다고 느껴지는 지원자를 요청했다. 그녀를 근반응검사를 한 뒤 그녀 심장에 50가지 이상의 억눌린 감정이 있음을 보여주었다. 그리고 이모션 코드를 사용하면 차트에서 각각의 개별 감정을 선택해야 하고 각각의 갇힌 감정에 스와이프를 3번 수행해야 한다고 설명했다. 과정에서 스와이프가 최소 150번 필요한 것을 쉽게 계산할 수 있었다.

나는 감정 해소 요법을 사용하면 스와이프 15번으로 모든 것을 제거할 수 있다고 설명했다. 관객들은 믿지 못했다. 그게 어떻게 가능하단 말인가? 내 주장을 증명할 유일한 방법은 그렇게 하는 것뿐이었다. 스와이프 15번과 '5개 마법의 단어'를 한 뒤 그의 마음이 이제 '행복'하고 갇혔던 감정이 남지 않다는 것을 보여주었다.

나는 넬슨 박사에게서 '갇혀 있는 감정'의 중요성을 배웠다. 그는 감정 해소 프로그램의 '아버지'다. 이모션 코드는 이러한 부정적 에너지 덩어리를 찾아내 제거하는 방법을 가르쳐주었다. 감정 치유가 어떻게 작용하는지 보여준 넬슨 박사에게 감사드린다. 그는 억눌린 감정을 다루는 것에 대해 더 많은 사실을 알아내야 한다고 말했다. 감정 해소 요법 프로그램은 그의 정보를 사용하고 그것을 바탕으로 알게 된 정보를 더 많이 제공한다.

감정 해소 요법의 가장 큰 장점은 속도다. 나는 공인된 이모션 코드 전문가는 아니지만 이런 유독한 감정을 제거해야 하는 중요성을 이해하는 바쁜 자연요법의사다. 이 시스템을 사용하면 건강을 방해하는 장애물을 빠르게 제거하고 증상을 유발하는 육체적 문제로 다가갈 수 있다. 대부분 이런 억눌린 감정을 이야기하고 계속 진행할 필요가 없다.

어떤 사람들은 각각의 감정을 선택하여 이야기하고 싶어 할 수도 있다. 만약 그것이 사실이라면 이모션 코드가 완벽한 도구다. 최대한 빨리 제거하고 싶다면 감정 해소 요법이 더 나은 선택이다. 때때로 감정 해소 요법을 수행한 후 일부 감정이 해소되지 않는다. 물려받은 감정이나 풀리지 않고 갇힌 감정은 이모션 코드를 사용해야 한다.

어두운 방을 생각해보라낮은 에너지, 부정적, 갇힌 감정. 불이 켜지면 어떻게 되는가? 우리 모두 알다시피 어둠은 사라진다. 어둠은 어디로 갔을까? 그것은 사라졌는가? 당연히 아니다. 어둠은 빛의 가장 높은 진동수에 의해 더 높은 진동으로 변형되었다. 성서에서 알려주는 대로 "빛이 있으라."

갇히고 억압된 감정은 에너지가 낮고 어둡다. 긍정적이고 경건한 감정인 사랑, 신뢰, 용서, 감사, 평화는 가장 높은 진동의 일부다. 이 말이 어둠을 빛으로 바꾼다. 어둠을 빛과 치유로 변화시켜 어둠을 중화한다.

감정 해소 요법 테크닉

감정 해소의 첫 번째 단계는 갇힌 감정이 위치한 곳을 찾는 법을 아는 것이다. 모든 장기, 내분비샘, 차크라 또는 경락에 감정이 갇혔을 수 있다. 억압된 감정을 찾는 가장 쉬운 방법은 물어보는 것이다.

"이 장기가, 내분비샘이, 차크라가, 경락이 행복한가?"

어떤 영역이 행복하지 않으면 최소한 하나의 갇힌 감정이 있을 수 있다. 이러한 갇힌 감정은 의식적인 것일 수도 있고 무의식적인 것일 수도 있다. 의식적으로 갇힌 감정은 '행복한가'라고 물으면 직접 대답한다. 그러나 무의식은 그런 방식으로 대답하지 않는다.

무의식의 감정을 찾으려면 '흉선 겨누기'를 하라. 집게손가락과 가운뎃손가락으로 흉선을 가리킨다. 집게손가락은 음, 가운뎃손가락은 양으로 충전되어 있다. 흉선 겨누기를 하는 동안 장기, 내분비샘, 차크라, 경락의 이름을 말하면 무의식에 갇힌 감정을 쉽게 찾을 수 있다. 약하게 테스트되는 것은 무의식에 갇힌 감정이 있는 것이니 이렇게 물어볼 수 있다.

"이 장기가, 내분비샘이, 차크라가, 경락이 무의식 차원에서 행복한가?"

나는 흉선 겨누기가 더 쉽다고 생각하지만 어느 쪽이든 효과가 있다. 두 가지를 함께 할 필요는 없다. 흉선에 손가락이 닿지 않도록 하라. 연필로 쓰는 것과 같이 실제로 가리키는것이다. 이를 도나 에덴이 가르친 흉선 두드리기와 혼동해서는 안 된다.

의식 또는 무의식에 갇힌 감정을 발견하면 제거해야 한다. 가장 먼저 할 일은 선택한 영역에 갇힌 감정의 수를 세는 것이다. 5개 미만이면 이모션 코드가 가장 좋다. 합계가 5개 이상이면 감정 해소 요법 프로그램이 더 나은 선택이다.

갇힌 감정에는 개인적인 것과 물려받은 것 두 가지 기본 유형이 있다. 의식과 무의식 모두에 해당한다. 5가지 이상의 개인적인 갇힌 감정은 감정 해소 요법 프로그램을 사용하라. 찾아내려면 질문을 한다.

"이 장기, 내분비샘, 차크라, 경락에 갇힌 감정이 얼마나 많이 있는가?"

"이 모든 것이 개인적으로 갇힌 감정인가?"

이제 이 조직에 갇힌 감정이 얼마나 많은지 알 수 있다. 두 번째 질문을 하면 이런 갇힌 감정의 몇 퍼센트가 개인적인 것인지 아니면 물려받은 것인지 알 수 있다. 감정이 5가지 이상 갇혔으면 감정 해소 요법 프로그램을 사용한다. 5개 미만이거나 물려받은 것이면 이모션 코드를 사용한다.

갇힌 감정을 제거하려면 '스와이프 기술'을 사용해야 하는데, 이는 이모션 코드나 감정 해소 요법에서 가르친다. 손바닥이나 자석으로 콧대에서 시작하여 머리 가운데를 지나 목덜미까지 이동한다. 독맥을 따라가며 움직인다.

'5가지 마법의 단어'는 스와이프와 함께 사용해 진동을 변화시키고 낮은 에너지를 제거한다. 이들 다섯 단어는 사랑, 신뢰, 용서, 감사, 평화다. 장기, 내분비샘, 차크라, 경락에 의도와 초점을 두고 한 단어당 세 번 스와이프하면 갇힌 감정이 제거된다. 갇힌 감정이 무의식적인 것이라면 스와프하는 동안 눈을 감아야 한다. 갇힌 감정이 의식 차원이라면 눈을 뜨고 한다. 의도가 매우 중요하다. 에너지는 생각을 따른다. 또한 스와이프하는 동안 영향받는 부위로 숨을 쉬는 것이 좋다.

이 좋은 의도로 하는 스와이프가 15번 완료되면 갇혔던 감정이 제거되었는지 질문하여 다시 확인한다.

"이 장기, 내분비샘, 차크라, 경락은 의식적으로나 무의식적으로 행복한가 또는 같은 질문을 두 번째로 하는 동안 흉선 가리키기를 사용한다?"

의식과 무의식에 대한 대답이 모두 "예"이면 갇힌 감정이 없어진 것이다. 이제 갇힌 감정의 다음 영역을 찾을 준비가 되었다. 대답이 "아니요"이면 이모션 코드를 참조하여 제거되지 않은 감정을 찾아낸다. 경험상 감정 해소 요법 프로그램은 거의 모든 개인의 갇힌 감정을 제거한다.

한 수업에서 그룹으로 감정 해소를 실시했다. 심장이 신체의 감정 상태를 조절한다는 것을 알았기에 심장이 행복한지 근반응검사를 해보라고 했다. 학생 30명 중 대부분은 만족하지 않은 심장을 가지고 있었다. 즉, 갇힌 감정이 있다는 것을 의미했다. 그다음 함께 감정 해소 프로그램을 실행하자 한 여성을 제외하고 모든 사람의 마음이 데이비드 홉킨스 박사의 의식 레벨 540의 완벽한 진동으로 변화하였다. 데이비드 홉킨스의 '의식혁명'에서 의식 수준을 숫자로 표현함. 깨달음을 1,000, 사랑을 500으로 표시 - 옮긴이 그때 이모션 코드 차트를 참조해 포기와 배신이라는 두 감정이 제외된 여성에게 갇혀 있는 것을 발견했다. 두 감정을 지적하자 그 여성은 남편이 바람을 피웠다고 했다.

이 두 감정이 배출되지 않았으므로 그녀는 그것을 이야기하고 털어놓을 기회를 얻게 되었다. 사람은 때때로 자신의 감정을 이야기할 필요가 있다. 그런 경우라면 몸은 갇힌 감정을 제거하지 않는다. 감정 해소 요법이 갇힌 감정을 모두 제거하면 말로 표현할 필요가 없다는 것을 알게 된다. 이 시점에서 시험과 더불어 이 장을 마쳤다.

18 진동수의 모든 것-비밀

"우주(몸)의 비밀을 찾고 싶다면 에너지, 진동수, 진동의 측면으로 생각하라."

– 니콜라 테슬라

알베르트 아인슈타인은 "삶의 모든 것은 진동이다"라고 말했다. 우주의 모든 것은 움직인다. 무언가가 움직이면 진동을 생성하는데, 이는 진동수로 측정할 수 있다. 진동수는 측정 가능한 로그이며 특정 숫자로 기록된다.

진동수는 과학적으로 헤르츠Hz로 측정한다. 보디 밸런스 힐링 시스템에서는 헤르츠가 아닌 로그를 사용한다. 이 숫자들을 근반응검사로 신중하게 테스트하여 정확성을 기했다.

모든 세포의 원자는 몸 안에서 움직인다. 몸이 완전한 진동에 공명할 때 몸은 건강하고 활기차다. 몸의 진동이 높게 유지되는 한 몸은 아픈 증상이나 질병이 없다. 모든 부정적인 생각, 독소, 영양결핍 또는 갇힌 감정은 이 '건강한' 진동을 낮춘다. 그러면 더는 완전한 진동수로 진동하지 않는다. 이렇게 진동이 느려지면 몸에 불편함을 유발하고 항상성균형에 불균형이 발생한다. 시간이 지남에 따라 증상이 발생하고 결국 질병이 된다.

우리는 각자 건강 상태를 나타내는 개인적 진동을 가지고 있다. 우리가 가지고 태어난 건강한 진동은 부정적인 생각, 두려움, 힘 빠지게 하는 믿음, 독소, 기생충, 영양결핍, 조직 손상이 쌓이면서 나이가 들수록 줄어든다. 낮아진 에너지를 나이 때문이라고 탓하지만 실제 원인은 독성을 가진 노폐물이 신체적·정서적·정신적으로 쌓여 있기 때문이다.

모든 부정적이고 걱정하는 생각과 행동은 진동을 낮추고 모든 높고 긍정적이며 경건한 생각과 행동은 진동을 높인다. 더 높은 진동은 더 나은 건강을 만든다. 낮은 진동은 질병을 유발한다. 이 개념을 염두에 두고 우리에게 기쁨, 행복, 건강을 가져다주지 않는 것을 더 잘 인식해 모든 병이나 아픔을 변화시

킬 수 있다. 치유 여정에서의 이 중요한 단계에 대한 더 많은 정보는 나의 책《삶 되살리기》를 참조하라.

지문 진동수 시스템

지문 진동수 시스템The Finger Print Frequency System으로는 모든 조직, 세포, 장기와 내분비샘에 대한 '개인적 진동'을 측정할 수 있다. 이로써 낮은 진동을 유발하는 각각의 독소, 기생충, 영양결핍의 정확한 진동수를 찾을 수 있다. 이 책에 기록된 진동수는 정보국의 사람 지문만큼 정확하다. 이 고급 기술은 질병의 네 가지 기본 원인보다 빠르고 구체적이다. 이 시스템 사용법을 배우면 네 가지 기본 원인으로 돌아갈 수 없다.

나는 멘토인 제임스 오버맨 박사에게서 진동수 개념을 사용하는 것을 소개받았다. 그는 두 가지 진동수를 설명하며 12.9-15(12.9의 15제곱)가 완벽한 건강이라고 설명했다. 12.9 미만은 기생충 활동의 진동수다. 이 건강 비결을 처음 접했을 때는 그 중요성을 몰랐다. 네 가지 원인을 이용해 근본 원인을 찾는 방법을 이미 알았으므로 진동수를 이해할 필요가 있는지 의문이 들었다.

진동수를 배워야 하는 중요성을 명확히 이해하는 데 몇 년이 걸렸다. 진동수 근반응검사의 힘을 알고 나서 내가 발견한 독소, 기생충, 영양소의 로그 진동수를 근반응검사로 계산했다. 이제는 모든 환자에게 진동수를 사용하여 근본 원인을 찾는다. 지문 진동수 시스템 사용 방법은 다음과 같다.

12.9-15는 신체와 뇌의 모든 조직에서 완전한 건강의 진동수다. 나는 자연건강요법사 40명을 위한 세미나에서 '완벽한 건강'이 무엇인지 공유하겠다며 프로그램을 시작했다. 내가 설명하는 동안 대부분 회의적인 시선을 보냈다. 나는 한 여성에게 내 주장을 증명하기 위해 근반응검사를 해도 되는지 물었고, 청중에게 근반응검사가 어떻게 작동하는지 보여주었다.

청중이 편안해하는 참·거짓 기준선을 설정한 다음 내 주장을 증명했다. 요법사들이 지켜보는 가운데 '완벽한 건강은 12.9-14.99999 이하'라고 했을 때 팔이 약하게 반응하는 모습을 보였다. 그런 다음 '완벽한 건강은 12.9-15.00001 이상'이라고 했을 때도 팔이 내 압력에 저항할 수 없었다. 그러나 '완벽한 건강은 정확히 12.9-15'라고 하자 근육이 강하게 반응하여 옳다고 나타냈다.

“우리의 전 생물학적 시스템, 즉 뇌와 지구 자체는 동일한 진동수에서 작동한다.”

– 니콜라 테슬라

이 하나의 진동수는 어떤 장기, 내분비샘, 혈관이 완전히 작용하지 않는지 빠르게 알려준다. 이 진동수로 진동하려면 선택한 조직은 독소, 기생충, 조직 손상, 영양결핍 없이 완벽하게 작용해야 한다. 이 진동수 검사를 사용하려면 질문을 한다.

“이 장기, 내분비샘, 시스템, 조직, 세포의 진동수는 정확히 12.9의 15제곱인가?”

이 진동수에서 진동하지 않으면 진동수 단계적 연쇄반응을 사용하여 질문한다.

“이 조직이 12.9-15 이상에서 진동하는가?”

조직이 완전 진동수로 진동하지 않는다고 이미 지정했기 때문에 완전 진동수보다 낮거나 높을 것이다. 높다고 강하게 테스트되면 12.9-15보다 높은 독성 차트의 진동수를 참조하라. 질문에 테스트 반응이 거짓으로 나오면 12.9-15보다 낮은 진동수에 대한 차트를 찾아본다. 부록의 독성, 기생충, 영양 차트는 근본 원인을 알려주는 특정 진동수다.

원인이 12.9-15 이상이면 독성 차트에서 검색을 시작하라. 이것이 진동수가 12.9-15 이상인 유일한 차트다. 질문으로 차트 어느 부분에 근본 원인이 있는지 테스트한다.

"근본 원인이 12.9-100 이상인가? 12.9-200 이상인가? 12.9-1000 이상인가? 12.9-2000 이상인가?"

근본 원인이 12.9-15 이상이고 12.9-100 미만이면 범주에 있는 각각의 독소를 테스트한다. 근본 원인이 12.9-100을 넘지만 12.9-200을 넘지 않으면 해당 범주의 독소를 테스트한다. 진동수 범위를 찾을 때까지 이 제거 프로세스를 계속하고 차트의 그 부분을 참조한다.

정확한 독소를 찾았으면 특정 독소에 대한 특정 진동수를 차트가 알려준다. 또한 그 독소의 '상대적 양립성'과 그 독소를 제거하기 위해 권장되는 영양보충제를 알려준다.

암을 포함한 모든 질병은 진동이 완전하지 않다. 통증이나 증상이 나타나면 특정 조직의 진동수는 12.9-15를 벗어난다. 근반응검사자의 임무는 진동수가 완전 진동수보다 높은지 아니면 낮은지를 알아내는 것이다. 근반응검사에 자신이 있으면 매우 쉽게 할 수 있다.

진동수 테스트는 상급 기술로 초보자에게는 권장하지 않는다. 이것이 독성 차트를 알파벳 순서로 나열한 것과 진동수 순서대로 나열한 차트가 따로 있는 이유다. 두 차트는 교차 확인을 할 때 사용할 수 있다.

조직이 100%로 작용할 수 있지만 완전한 진동수가 아닐 수 있으므로 조직이 100% 작용하게 한 뒤 진동수 점검을 사용하는 것이 이상적이다. 진동수가 완전하지 않지만 100% 작용하면 일반적으로 조직의 작용에 영향을 미치지 않는 영양결핍이 있다는 것을 나타낸다.

상대적 양립 가능성

상대적 양립 가능성Relative Compatibility은 "이 조직에 왜 이 독소나 기생충이 있는가?"를 물어보았을 때 떠올랐다. 왜 특정 기관을 '선택'했는가? 성경이 약속한 대로 구하라, 그러면 찾을 것이다. 나는 이것을 '상대적 양립 가능성'이라고 한다.

끌어당김의 법칙은 같은 것끼리 끌어당기는 것을 말한다. 상대적 양립 가능성은 조직 내에서 영양결핍으로 발생하는 전자기적 끌어당김이다. 각각의 다른 영양결핍은 고유한 SOS 신호를 보낸다. 특정 독소 또는 기생충이 그런 도움 요청에 응답하게 되는데, 마침 몸 안에 그 독소나 기생충이 있다면 해당 조직으로 침투한다. 그런 독소나 기생충은 조직을 돕는 게 아니라 더 많은 불균형과 기능 장애를 일으킨다.

이 '도우미'는 실제로 약한 나라를 공격하는 테러리스트와 같다. 만약 조직이 강하면 이 '침입자'는 경계선을 뚫을 수 없다. 그러나 한 영양소가 부족하면95% 미만 독소나 기생충이 들어갈 문이 열린다.

영양소 결핍은 항상 독소나 기생충이 침투하기 전에 먼저 발생한다. 이것은 근반응검사로 증명할 수 있다. 시스템이 충분히 작용하지 않을 때 그 시스템에는 충분히 작용하지 않는 장기나 내분비샘이 있다. 이것은 특정 장기나 내분비샘에 충분히 작용하지 않는 조직이나 세포가 있음을 의미한다. 왜 최소한 충분히 작동하지 않는가? 근본 원인은 앞에서 설명한 네 가지 원인 중 하나나 하나 이상이다. 네 가지 이유 중 어떤 것이 주요 근본 원인인지 테스트한 후 질문한다.

"이 독소나 기생충이 이 조직과 세포에 있는 이유가 있는가?"

대답이 "예"이면 다시 질문한다.

"미네랄 결핍인가? 아미노산 결핍인가? 비타민 결핍인가? 필수지방산 결핍인가?"

부록의 영양소 차트에서 부족한 영양소를 선택한다. 영양소 결핍이 결정되면 물어본다.

"이 영양소가 이 조직에서 완벽하게 이용될 수 있는가?"

대답이 "예"이면 해당 영양소를 매일 먹는 식단에 추가한다. "아니요"이면 그 이유를 찾아야 한다.

"이 영양소가 충분히 소화될 수 있는가? 위장관GI을 통해 충분히 흡수되는가? 대사작용을 충분히 하는가? 세포 수준의 영양소 수용체가 충분히 작용하는가?"

이 질문 중 하나라도 "아니요"이면 돌아가서 시스템을 사용하여 원인을 찾고 불균형을 교정한다.

때때로 독소나 기생충이 조직에 있는 이유가 없는 경우도 있다. 이 개념이 사실이 아닌 것처럼 보일 수 있지만 그렇지 않다는 것을 근반응검사로 확인할 수 있다.

"독소나 기생충이 있기 전 이 조직에 영양결핍이 있었나?" 라고 물어본다.

대답은 항상 "예"일 것이다. 많은 경우 독소나 기생충이 오랫동안, 때로는 몇 년 동안 조직에 있었다. 그 기간에 영양결핍이 바로잡혔다.

기생충이 조직에 있으면 미량의 미네랄 결핍이 영양결핍이지만 그 조직에 대한 약한 면역계 또한 원인일 수 있고, 두 가지 다 원인일 수도 있다. 이 영역을 관리하는 면역력은 50% 미만이다. 이것은 군대가 침략자를 막을 만큼 강하지 못한 것과 같다. 조직에 기생충이 있다면 이를 지금 죽일 수 있는지 테스트할 필요가 있다. 지금 죽일 수 없다면 보통 약한 면역 체계 때문이다. 면역계에 대한 장을 참조하라.

때때로 기생충은 즉시 죽일 수 있지만 기생충을 죽이기 전에 면역계를 먼저 복구해야 할 때도 있다. 알아보려면 질문해 본다.

"이 기생충을 지금 죽일 수 있는가?"

대답이 "예"이면 기생충 차트를 참조하여 기생충 유형을 보고 어떤 보충제가 죽이는지 알아본다. "아니요"이면 그 이유를 물어본다.

"면역계 때문인가?"

보통은 면역계 때문이다. 보충제를 사용하여 면역계 전체를 강화하는 것은 좋지만 충분히 구체적이지 않다. 모든 장기나 내분비샘에는 자신의 면역 작용을 책임지는 면역계의 특정 부분이 있다. 면역계의 약한 부위를 찾으려면 물어본다.

"이 약한 면역계는 비장의 백비수白脾髓가 원인인가? 아니면

GALT, 흉선, 골수가 원인인가?"

답은 이들 조직 중 50% 미만으로 작용하는 영역에 있다. 면역 체계를 바로잡으면 기생충을 죽이고 신체의 방어력을 강화할 수 있다.

상대적 양립 가능성은 근본 원인을 찾는 것 이상의 단계로 불균형을 바로잡는다. 상대적 양립 가능성의 개념으로 약한 조직을 재건해 더 강하고 건강한 몸을 만든다. 근본 원인을 찾을 뿐만 아니라 근본 원인이 '왜' 생기는지 찾아 병약을 초래하는 영양결핍을 바로잡는다.

이 두 가지 고유한 개념은 상급 프래티셔너의 결과를 향상시키는 데 도움이 된다. 지문 진동수 시스템을 활용하면 근본 원인을 빠르게 파악할 수 있다. 작용 정도 테스트 대신 진동수로 테스트하는 것은 또 다른 상급 근반응검사 방법이다.

당신은 이제 몇몇만 아는 정보를 알았다. 그것은 새롭고 흥미로우며 효과가 있다. 이 두 가지 새로운 기술은 근반응검사 기술을 새로운 차원으로 끌어올리고 자신은 물론 가족, 친구, 고객, 환자에게 더 나은 결과를 만들어낸다. 이제 여기에 있는 모든 정보와 함께 해답을 들을 준비가 되었다. 부록에는 건강 탐구에 사용할 차트가 여러 개 있다. 여행을 즐기고 근반응검사를 계속해보라. 근반응검사를 많이 할수록 더 나은 근반응검사자가 될 것이다. 이 책의 기술과 지식을 사용하면 근반응검사 마스터가 되는 데 도움이 될 것이다.

> "어떤 사람에게 근반응검사를 하면 그의 균형을 하루 동안 유지해준다. 어떤 사람에게 근반응검사를 가르치면 그의 균형을 평생 유지하게 만든다."
>
> – Touch For Health 격언
>
> (Touch For Health는 근반응검사로 몸 전체의 균형을(경락 에너지 조절) 잡아주는 힐링 시스템으로 우리나라에서는 '살림손길'이라고 번역됨 – 옮긴이)

부록

근반응검사 방법을 모르면

정신없이 바쁘게 돌아가는 의료 치료를 받느라

시간과 비용을 허비하고 좌절을 겪게 된다.

그 대신 간단한 근반응검사 기술과 지식을 배우면

모든 증상의 근본 원인을 찾아 자연요법으로 바로잡을 수 있다.

더 나은 건강을 위한 5단계

1. 10개 시스템 중 근본 원인이 있는 곳을 고른다.

2. 시스템에서 불균형이 있는 정확한 위치를 찾는다.

3. 근본 원인으로 검사된 부위의 작용 정도를 측정한다.

4. 제대로 작동하지 않는 이유를 파악한다.

5. 불균형을 바로잡는 데 가장 적합한 보충제를 선택한다.

보디 밸런스 힐링 시스템 평가 양식

성명 ________________ **생일** ________ **날짜** ________ **다음 방문 예정일** ________

1\. 순환기계: _____ 혈액: ____ 혈액흐름: ____ 농도: ____ 심장: ____ 동맥: ____
정맥: ____ 모세혈관: ____

2\. 소화기계: _____ 단백질소화: ____ 지방소화: ____ 당분소화: ____ 탄수화물소화: ____
침샘: ____ 식도: ____ 하부식도판: ____ 위: ____ 간: ____
담낭: ____ 담관: ____ 담즙산염: ____

3\. 장시스템: _____ 십이지장: ____ 공장: ____ 융모: ____ 미세융모: ____ 회장: ____
회맹판: ____ 맹장: ____ 상행결장: ____ 간굴곡부: ____
횡행결장: ____ 비장굴곡: ____ 하행결장: ____ s상결장: ____
직장: ____ 항문: ____

4\. 내분비샘: _____ 부신: ____ 시상하부: ____ 췌장: ____ 뇌하수체: ____ 송과체: ____
비장: ____ 갑상샘: ____ 부갑상샘: ____

5\. 면역계: _____ 편도선: ____ 림프샘: ____ 림프절: ____ 림프관: ____ 흉선: ____
골수: ____ 유미조: ____ 림프액: ____ 비장: ____

6\. 신경계: _____ 뇌, 뇌신경: ____ 척수신경: ____ 부교감신경: ____ 교감신경: ____
감각신경: ____ 운동신경: ____ 피부신경: ____ 신경수용체: ____

7\. 생식기계: _____
- 남성: _____ 고환: ____ 전립샘: ____ 호르몬: ____ 음경: ____ 난소: ____
- 여성: _____ 자궁: ____ 호르몬: ____ 자궁경관: ____ 자궁관: ____ 질: ____

8\. 호흡기계: _____ 부비동: ____ 세기관지: ____ 폐: ____ 횡격막: ____ 격막신경: ____

9\. 근골격계: _____ 뼈: ____ 관절: ____ 근육: ____ 피부: ____ 결합조직: ____
근막: ____ 연조직: ____

10\. 비뇨기계: _____ 신장: ____ 네프론: ____ 요관: ____ 방관: ____ 내부 요도괄약근: ____
외부 요도괄약근(남성) 외뇨도구(여성): ____ 요관: ____

증상의 원인

1\. 기생충: ____ 2. 독소: ____ 3. 영양결핍: ____ 4. 조직 손상: ____ 5. 감정상 문제: ____

증상	**추천**
#1 증상 ____________________	____________________
#2 증상 ____________________	____________________
#3 증상 ____________________	____________________
#4 증상 ____________________	____________________

영양결핍 차트

열		A	B	C
1	1.1	아시도필루스(Acidophilus)	금(Gold)	단백질(Protein)
	1.2	아미노산(Amino Acid)	인듐(Indium)	피리독신(Pyridoxine)(B_6)
	1.3	안티몬(Antimony)	요오드(Iodine)	로듐(Rhodium)
	1.4	바륨(Barium)	철(Iron)	리보플라빈(Riboflavin)(B_2)
2	2.1	베타카로틴(Beta Carotene)	란탄늄(Lanthanum)	셀레늄(Selenium)
	2.2	담즙산염(Bile Salts)	레시틴(Lecithin)	실리카(Silica)
	2.3	바이오 플라보노이드(Bioflavonoids)	리튬(Lithium)	나트륨(Sodium)
	2.4	비스무트(Bismuth)	마그네슘(Magnesium)	스트론튬(Strontium)
3	3.1	붕소(Boron)	망간(Manganese)	황(Sulfur)
	3.2	브롬(Bromine)	몰리브덴(Molybdenum)	탈륨(Thallium)
	3.3	칼슘(Calcium)	니아신(Niacin)(B_3)	티아민(Thiamine)(B_1)
	3.4	셀솔트(Cell Salts)	니켈(Nickle)	미량미네랄(Trace Mineral)
4	4.1	염화물(Chloride)	산화질소(Nitric Oxide)	바나듐(Vanadium)
	4.2	크롬(Chromium)	오메가 3(Omega 3)	비타민 A(Vitamin A)
	4.3	코큐텐(Co-Q 10)	오메가 6(Omega 6)	비타민 B(Vitamin B)
	4.4	코발트(Cobalt)	팔라듐(Palladium)	비타민 C(Vitamin C)
5	5.1	동(Copper)	판토텐산(Pantothenic Acid)(B_5)	비타민 D(Vitamin D)
	5.2	시아노코발라민(Cyanocobalamin)(B_{12})	인(Phosphorus)	비타민 E(Vitamin E)
	5.3	엽산(Folate)(B_9)	플래티늄(Platinum)	비타민 F(Vitamin F)
	5.4	게르마늄(Germanium)	칼륨(Potassium)	아연(Zinc)

영양보충제 회사 약자

약자	회사명	약자	회사명
BR	Biotics Research	P	Perque
DL	Douglas Labs	PE	Pure Encapsulation
H&W	Health & Wellness of Carmel	RN	Researched Nutritionals
L	Loomis Enzymes	TH	Thorne
M	Metagenics	W	Wellgenix
N	XYMOG	Z	Zorex
NM	NutraMedix		

영양보충제 차트

열		A	B	C
1	1.1	ION Gut Health(ION) Bio-Dolph-7 Plus(BR)	Sea Essentials(W)	IvD(L)
	1.2	IvD(L), Amino Acid Quick-Sorb(BR) Perfect Amino(Body Health)	Sea Essentials(W) Multi-Mins(BR) Iodizyme-HP(B)	B6/B1(Z) Pyridoxal-5'-Phosphate (Th)
	1.3	Sea Essentials(W) Multi-Mins(BR)	Liquid Iodine Forte(BR) KI Caps(Z)	Sea Essentials(W) BioDrive(BR)
	1.4	Sea Essentials(W)	Iron(H&W)	Riboflavin Complex(Z) Bio-GGG-B(BR)
2	2.1	Bio-Ae-Mulsion(BR)	Sea Essentials(W)	Se-Zyme Forte(BR) Sea Essentials(W)
	2.2	Digestamax(H&W)	Phosphatidylcholine(BR) BIL(L) Phosphatidylserine(H&W)	Sea Essentials(W) Multi-Mins(BR)
	2.3	OPT(L) AHF(BR)	Li-Zyme(BR) Lithium(PE)	ADB5-Plus(BR)
	2.4	Sea Essentials(W) Pyloricil(PE)	OptiMag(H&W) Multi-Mins(BR)	Sea Essentials(W) Strontium Citrate(PE) Strontium Citrate(Z)

열		A	B	C
3	3.1	Sea Essentials(W) Boron(Z) Multi-Mins(BR)	Sea Essentials(W) Manganese(PE) Multi-Mins(BR)	MSM Plus(Z) Multi-Mins(BR)
	3.2	Sea Essentials(W)	Molybdenum(DL) Multi-Mins(BR)	Sea Essentials(W) Multi-Mins(BR)
	3.3	Bio-CMP(BR) CLM(L) Multi-Mins(BR)	Niacin 100(BR) Niacin non-flush(H&W)	B-Complex(BR) B6/B1(Z)
	3.4	Bioplasma Cell Salts (Hyland's)	Sea Essentials (W) Multi-Mins(BR)	Sea Essentials(W) Multi-Mins(BR)
4	4.1	Sea Essentials(W) ASEA(Redox) Multi-Mins(BR)	Nitric Oxide MAX(H&W) Arginine Complex(Z)	Sea Essentials(W) Bio-Multi Plus(BR) GlucoBalance(BR)
	4.2	Chromium(H&W) Cr-Zyme(BR) Multi-Mins(BR)	Optimal EFA(H&W) Omega III(H&W)	Bio-AE-Mulsion(BR)
	4.3	CoQ-10(H&W) CoQ-Zyme 100 Plus(BR)	Sun Flax(Z)	B-Complex(BR) B Complex(H&W)
	4.4	Sea Essentials(W) Multi-Mins(BR)	Sea Essentials(W)	Opt(L) Ascorbic Acid(PE) AHF(BR)
5	5.1	Sea Essentials(W) Cu-Zyme(BR) Multi-Mins(BR)	Pantethine(Th) B Complex(Z)	Bio-D-Mulsion(BR) K2&D(H&W)
	5.2	Methyl B12 Plus(DL) Activated B-12 Guard (Perque) both sublingual	Super Phosphozyme(BR) Bone Builder(Metagenics)	Mixed E(H&W)
	5.3	L-Methylfolate	Sea Essentials(W)	Omega III(H&W) Flax Seed Oil
	5.4	Sea Essentials(W)	Bio-CMP(BR) Potassium HP(BR), Multi-Mins(BR)	Zn-Zyme(BR) Zinc Chelate(H&W)

국내에서 판매 중인 영양보충제

제조사	제품명	영양성분
암웨이	더블엑스	나트륨, 비타민 A, 비타민 B_1, 비타민 B_2, 비타민 B_6, 나이아신, 비타민 B_{12}, 엽산, 비타민 C, 비타민 D, 비타민 E, 판토텐산, 비타민 K, 비오틴, 칼슘, 철, 요오드, 아연, 구리, 망간, 마그네슘, 크롬, 셀레늄, 몰리브덴, 베타카로틴
애터미	바이탈컬러 멀티비타민	비타민 A, 비타민 B_1, 비타민 B_2, 비타민 B_6, 비타민 B_{12}, 비타민 C, 비타민 D, 비타민 E, 비타민 K, 나이아신, 판토텐산, 엽산, 비오틴, 마그네슘, 철, 아연, 셀렌, 망간, 구리, 크롬, 요오드, 칼슘, 몰리브덴
허벌라이프	뉴트리션 포뮬러2	비타민 A, 비타민 B_1, 비타민 B_2, 비타민 B_6, 비타민 C, 비타민 D, 비타민 E, 비타민 K, 나이아신, 판토텐산, 엽산, 비오틴, 마그네슘, 철, 아연, 셀렌, 망간, 구리, 크롬, 요오드, 칼슘 및 그 외 성분
유니시티 코리아	멘스 포뮬라	베타카로틴, 비타민 A, 비타민 B_1, 비타민 B_2, 나이아신, 판토텐산, 비타민 B_6, 엽산, 비타민 B_{12}, 비타민 C, 비타민 E, 아연, 철분, 마그네슘, 망간
	우먼스 포뮬라 1	비타민 C, 비타민 B_6, 엽산, 비타민 B_{12}, 칼슘, 마그네슘, 철분, 아연, 망간
에스더 포뮬러	울트라화이토 멀티비타민 & 미네랄	비타민 B_1, 비타민 B_2, 나이아신, 비오틴, 비타민 B_6, 판토텐산, 비타민 B_{12}, 엽산, 비타민 C, 비타민 D, 비타민 E, 요오드, 마그네슘, 아연, 셀렌, 크롬, 몰리브덴, 구리, 망간

*** 근반응검사를 사용하여 결핍된 영양소를 보충할 국내 판매 제품을 선택할 수 있음. 이때 소화 흡수가 잘 되는지, 다른 부작용은 없는지 물어본다.**

독소 차트(알파벳 순서)

독소	진동수	결핍 영양성분	영양보충제/제조회사
아플라톡신(Aflatoxins)	12.9^{1999}	비타민 C(Vitamin C)	ENV/GBLV Homeopathic(Z)
석면(Asbestos)	$12.9^{89.7}$	칼슘(Calcium)	ENV/GBLV Homeopathic(Z)
아스파탐(Aspartame)	12.9^{199}	오메가 3(Omega 3)	ENV/GBLV Homeopathic(Z)
칸디다 독소(Candida Toxins)	$12.9^{14.69}$	미량 미네랄(Trace Minerals)	Candida Homeopathic(Z)
DDT	12.9^{79}	미량 미네랄(Trace Mineral)	Beta Plus(BR)
다이옥신(Dioxin)	$12.9^{89.9}$	마그네슘(Magnesium)	ENV/GBLV Homeopathic(Z)
환경독소(Environmental)	$12.9^{14.68}$	B_2(riboflavin)	ENV/GBLV Homeopathic(Z)
포름알데히드(Formaldehyde)	12.9^{2099}	비타민 C(Vitamin C)	ENV/GBLV Homeopathic(Z)
글리포세이트(Glyphosate)	12.9^{1003}	조직 세포 소금 (Tissue Cell Salts)	L-Lysine HCL(BR)
GMO	12.9^{99}	인(Phosphorus)	Bromelain Plus CLA(BR)
중금속(Heavy Metal)(각각 중금속은 진동수에 차이가 있음)	$12.9^{14.53}$	미량 미네랄(Trace Mineral)	Porphyra-Zyme(BR) Chelex(XYMOGEN)
제초제(Herbicides)	12.9^{198}	칼슘/마그네슘 (Calcium/Magnesium)	L-Lysine HCL(BR)
살충제(Insecticides)	12.9^{2799}	B컴플렉스(B Complex)	GB Complete(Z) Beta Plus(BR)
이온 중금속(Ionic HMT)	$12.9^{14.798}$	미량 미네랄(Trace Mineral)	GB Complete(Z) Beta Plus(BR)
수은/알루미늄 화합물(Mercury/Aluminum Compound)	12.9^{1004}	미량 미네랄(Trace Mineral)	GB Complete(Z)
대사독소(Metabolic Toxin)	$12.9^{14.78}$	B_1 티아민(B_1 thiamine)	ENV/GBLV Homeopathic(Z)
곰팡이 독소(Mold Toxins)	$12.9^{14.2}$	비타민 C&바이오플라보노이드 (Vitamin C & Bioflavonoids)	Mold Antigen(Z)
MSG	12.9^{2009}	미량 미네랄(Trace Mineral)	ENV/GBLV Homeopathic(Z)
신경독(Neurotoxin)	$12.9^{14.77}$	칼슘(Calcium)	ENV/GBLV Homeopathic(Z)

독소	진동수	결핍 영양성분	영양보충제/제조회사
질산염(Nitrates)	12.9^{2599}	마그네슘/칼슘/인 수용체 Mag/Cal/Potassium(K) receptors	Dysbiocide(BR)
유기인산염(Organophosphates)	$12.9^{14.799}$	미량 미네랄(Trace Mineral)	Beta TCP(BR), 7-Ketozym(BR)
파라벤(Parabens)	12.9^{2199}	칼슘(Calcium)	GSH Plus(BR)
기생충독소(Parasite Toxins)	$12.9^{14.57}$	비타민 C(Vitamin C)	Para Comp Herbal(Z)
농약(Pesticides)	$12.9^{2899.7}$	마그네슘(Magnesium)	Beta Plus(BR)
PCB	$12.9^{14.59}$	마그네슘/칼슘/칼륨/나트륨 (Mag/Cal/K/Sodium)	Gingko Biloba(BR)
프탈레이트(Phthalates)	$12.9^{14.1}$	칼륨(Potassium)	GSH Plus(BR)
플라스틱(Plastic)	$12.9^{14.39}$	마그네슘(Magnesium)	GSH Plus(BR)
라우릴황산나트륨 (Sodium Lauryl Sulfate)	12.9^{1899}	칼륨(Potassium)	MSM Plus(Z)
용매(Solvents)	$12.9^{14.79}$	미량 미네랄(Trace Minerals)	MSM Plus(Z)
스티렌(Styrene)	$12.9^{14.76}$	나트륨(Sodium)	7-Ketozym(BR)
황산염(Sulfates)	$12.9^{2899.9}$	마그네슘/칼슘/칼륨 수용체 (Mag/Cal/K receptors)	Bio-6-Plus(BR) MSM Plus(Z)
유독성 금(Toxic Gold)	12.9^{999}	비타민 E(Vitamin E)	Bio-3-BG both(BR)

기생충 차트

12.8 〈 진동수 범위 〈 12.9			
동물성 기생충			
이름	**결핍 영양소**	**감정**	**영양보충제/제조회사**
아메바(Amoebae)	몰리브덴 (Molybdenum)	불안정(Insecurity)	Emulsified Organic Oregano, (EOO) Blend(Z) ENULA(NM)
절지동물(Arthropods)	크롬(Chromium)	비난(Blaming)	(EOO) Blend(Z) SAMENTO(NM)
플루크(Flukes)	아연(Zinc)	공포(Dread)	(EOO) Blend(Z) CONDURA(NM)
원생동물(Protozoa)	브롬(Bromine)	두려움(Fear)	(EOO) Blend(Z) ENULA(NM)
백선충(Ringworm)	세륨(Cerium)	상처받기 쉬운 (Vulnerability)	(EOO) Blend(Z) ENULA(NM)
회충(Roundworm)	요오드(Iodine)	화(Bitterness)	(EOO) Blend(Z) BARBERRY(NM)
촌충(Tapeworm)	인듐(Indium)	분노(Anger)	(EOO) Blend(Z) SAMENTO(NM)
식물성 기생충			
이름	**결핍 영양소**	**감정**	**영양보충제/제조회사**
검은곰팡이(Black Mold)	인듐(Indium)	유기(Abandonment)	Mold Antigen(Z) ADP(BR)
칸디다(Candida)	탈륨(Thallium)	비탄(Heartache)	Candida(Z)
진균류(Fungi)	게르마늄(Germanium)	낙담(Discouragement)	CUMANDA(NM)
마이크로자이마스 (Microzymas)	바나듐(Vanadium)	배신(Betrayal)	Pneuma-Zyme(BR)
흰곰팡이(Mildew)	망간(Manganese)	방황(Lost)	QUINA(NM), CUMANDA(NM)
곰팡이(Mold)	크롬(Chromium)	외로움(Forlorn)	Mold Antigen(Z), ADP(BR)
슬라임곰팡이 (Slime Mold)	니켈(Nickle)	사랑받지 못함 (Love Unreceived)	Mold Antigen(Z), ADP(BR)
효모(알비칸) (Yeasts (Albicans))	탈륨(Thallium)	비탄(Heartache)	Candida(Z)

마이크로 기생충			
이름	**결핍 영양소**	**감정**	**영양보충제/제조회사**
박테리아(병리학적) Bacteria(Pathological)	구리(Copper)	불안(Anxiety)	Complete Kare Spray(Z), BANDEROL(NM)
보렐리아 부르크도르페리(라임) Borrelia Burgdorferi (Lyme)	안티몬(Antimony)	절망(Despair)	Berberine HCL(Z), Banderol(NM), Teasal(NM)
클로스트리듐 디피실리 (C-Dif)	금(Gold)	무력감(Helplessness)	Microbinate(RN)
대장균(E-Coli)	바륨(Barium)	거절(Rejection)	ADP(BR)
엡스타인 바 바이러스 (Epstein Barr Virus)	황(Sulfur)	비애(Sadness)	Berberine HCL(Z) Takuna(NM)
C형 간염바이러스 Hepatitis C Virus	란탄(Lanthanum)	방어적(Defensiveness)	Viral Homeopathic(Z)
헤르페스I(Herpes I)	망간(Manganese)	슬픔(Sorrow)	Barberry(NM)
헤르페스II 생식기 Herpes II (Genital)	염화물(Chloride)	외로운(Forlorn)	Quina(NM)
H. 파일로리 박테리아 (H. Pylori Bacteria)	금(Gold)	배신(Betrayal)	TomKat(Z)
인플루엔자(독감) (Influenza)(Flu)	로듐(Rhodium)	슬픔(Sorrow)	Flu Homeopathic(Z)
나노박테리아 (Nanobacteria)	셀레늄(Selenium)	불안정(Insecurity)	TomKat(Z)
살모넬라균(Salmonella)	셀레늄(Selenium)	유기(Abandonment)	Houttuynia(NM)
대상포진 바이러스 (Shingles Virus)	비스무트(Bismuth)	방황(Lost)	Barberry(NM)
연쇄상구균(Strep)	실리카(Silica)	배신(Betrayal)	Microbinate(RN)
포도상구균(Staph)	인듐(Indium)	불안정(Anxiety)	Takuna(NM)
조스터바이러스 (Zoster Virus)	팔라듐(Palladium)	인정받지 못한 노력 (Effort Unreceived)	Barberry(NM)

기생충			
이름	**결핍 영양소**	**감정**	**영양보충제/제조회사**
바베시아(Babesia)	알루미늄(Aluminum)	태만(Failure)	Banderol(NM)
바르토넬라(Bartonella)	철(Iron)	비난(Blaming)	Houttuynia(NM)
클라미디아(Chlamydia)	몰리브덴 (Molybdenum)	외로움(Forlorn)	Viral Homeopathic(Z)
코로나바이러스 (Corona Virus)	코발트(Cobalt)	유기(Abandonment)	Para Comp(Z)
에를리키아(Ehrlichia)	세슘(Cesium)	방황(Lost)	Quina(NM)
지아르디아(Giardia)	요오드(Iodine)	인정받지 못한 노력 (Effort Unreceived)	TomKat(Z)
인유두종 바이러스 (Human Papilloma Virus)	염화물(Chloride)	받아들여지지 않은 사랑 (Love Unreceived)	Houttuynia(NM)
미코플라스마 (Mycoplasma)	주석(Tin)	거절(Rejection)	Pneuma-Zyme(BR)

* 모든 감정은 브래드리 넬슨 박사의 이모션 코드(The Emotion Code)에서 가져옴.

진동수 단계적 연쇄반응 차트

진동수	상태	사용법
12.9^{15} 이상	독소	독소 차트 참조(진동수)
12.9^{15} 완전건강 진동수		
$12.9^{14.9}$	유착(Adhesions)	Se-Zyme Forte(BR)
$12.9^{14.8}$	효소 결핍	소화 차트 참조
12.9^{14} 〈 , 〈 $12.9^{14.8}$	독소	독소 차트 참조(진동수)
12.9^{13}	영양결핍	영양결핍 차트 참조
12.9^{12}	약물독소(Pharmaceutical Toxins)	Dysbiocide(BR)
12.9^{11}	조직 손상	조직 손상 차트 참조
12.9^{9} 〈, 〈 12.9^{11}	기생충	기생충 차트 참조
12.9 , 〈 12.9^{10}	억눌린(억압된) 감정	이모션 코드 차트 참조
〈 12.9	기생충	기생충 차트 참조

이모션 코드 차트

	A행	B행
1열 심 소장	유기(Abandonment) 배신(Betrayal) 외로운(Forlorn) 방황(Lost) 받아들여지지 않은 사랑 (Love Unreceived)	인정받지 못한 노력 (Effort Unreceived) 비탄(Heartache) 불안정(Insecurity) 과도한 기쁨(Overjoy) 상처받기 쉬운(Vulnerability)
2열 비장 위	불안(Anxiety) 절망(Despair) 혐오(Disgust) 초조(Nervousness) 걱정(Worry)	태만(Failure) 무력감(Helplessness) 희망을 잃은(Hopelessness) 통제력 부족(Lack of Control) 낮은 자존감(Low Self-Esteem)
3열 폐 대장	울음(Crying) 낙담(Discouragement) 거절(Rejetion) 비애(Sadness) 슬픔(Sorrow)	혼란(Confusion) 방어적인(Defensiveness) 비탄(Grief) 자학(Self-Abuse) 완고(Stubborness)
4열 간 담	화(Anger) 비통(Bitterness) 죄책감(Guilt) 증오(Hatred) 분노(Resentment)	우울(Depression) 좌절(Frustration) 우유부단(Indecisiveness) 공황(Panic) 업신여김(Taken for Granted)
5열 신장 방광	비난(Blaming) 공포(Dread) 두려움(Fear) 경악(Horror) 짜증(Peeved)	갈등(Conflict) 창조적 불안정(Creative Insecurity) 공포(Terror) 지지받지 못하는(Unsupported) 확고하지 못한(Wishy Washy)
6열 내분비샘 성기	창피(Humiliation) 질투(Jealousy) 갈망(Longing) 열망(Lust) 난처(Overwhelm)	자부심(Pride) 수치심(Shame) 쇼크(Shock) 가치없는(Unworthy) 쓸모없는(Worthless)

※이 차트는 브래드리 넬슨 박사의 이모션 코드(The Emotion Code)에서 발췌.

조직 손상 차트

조직 유형	영양보충제/제조회사
순환기계	Circ(L), Cytozyme H(BR)
소화기계	STM(L), Gastrazyme(BR), Cytozyme-LV(BR)
장 시스템	Gastrazyme(BR), ION Gut Health(ION), IPS(BR)
내분비계	Cytozyme-AD(BR), Cytozyme-PT/HPT(BR), Cytozyme-PAN(BR), Cytozyme-THY(BR), ADR(L), Adrenal Cortex(TH)
면역계	Cytozyme-SP(BR), Cytozyme-THY(BR), Bio-Immunozyme Forte(BR)
림프	Circ(L)
신경계	CLM(L), ADHS(BR), Cytozyme-B(BR), SYM(L), Lithium Orotate(Z)
생식기계	Fem(L), Mal(L), Cytomzyme-F(BR), Cytozyme-M(BR)
호흡기계	Rsp(L), Pneuma-Zyme(BR), OOrganik 15(BR)
근골격계	Osteo-B Plus(BR), OSTEO(L), NAC(BR), MSCLR(L), Skn(L) TRMA(L), IVD(L), Cytozyme LV(BR)
비뇨기계	Kdy(L), Renal Plus(BR), Cytomzyme-KD(BR), URT(L)

소화 차트

소화 유형	영양보충제/제조회사
단백질	GastroMax - contains HCl(H&W), TRMA(L), Intenzyme Forte(BR), HCL(L)
지방	VSCLR(L), Digestamax(L), Bil(L)
당분/탄수화물	PAN(L), DGST(L)

독소 차트(진동수 기준)

12.9^{14} < 진동수 범위 < $12.9^{14.8}$			
진동수	**독소**	**결핍 영양성분**	**영양보충제/제조회사**
$12.9^{14.1}$	프탈레이트(Phthalates)	칼륨(Potassium)	GSH Plus(BR)
$12.9^{14.2}$	곰팡이 독소(Mold Toxins)	비타민 C 및 바이오프라보노이드(Vitamin C & Bioflavonoids)	Mold Antigen(Z)
$12.9^{14.39}$	플라스틱(Plastic)	마그네슘(Magnesium)	GSH Plus(BR)
$12.9^{14.53}$	중금속(Heavy Metal)(각각 중금속은 진동수가 약간씩 다름)	미량 미네랄(Trace Mineral)	Porphyra–Zyme(BR) or Chelex(XYMOGEN)
$12.9^{14.57}$	기생충독소(Parasite Toxins)	비타민 C(Vitamin C)	Para Comp Herbal(Z)
$12.9^{14.59}$	PCB	마그네슘/칼슘/칼륨/나트륨)(Mag/Cal/Potassium/Sodium)	Gingko Biloba(BR)
$12.9^{14.68}$	환경독소(Environmental)	B_2 리보플라빈(B_2 riboflavin)	ENV/GBLV Homeopathic(Z)
$12.9^{14.69}$	칸디다독소(Candida Toxins)	미량미네랄(Trace Minerals)	Candida Homeopathic(Z)
$12.9^{14.76}$	스티렌(Styrene)	나트륨(Sodium)	7–Ketozym(BR)
$12.9^{14.77}$	신경독(Neurotoxin)	칼슘(Calcium)	ENV/GBLV Homeopathic(Z)
$12.9^{14.78}$	대사독소(Metabolic Toxin)	B_1 티아민(B_1 thiamine)	ENV/GBLV Homeopathic(Z)
$12.9^{14.79}$	용매(Solvents)	미량 미네랄(Trace Minerals)	MSM Plus(Z)
$12.9^{14.798}$	이온HMT(Ionic HMT)	미량 미네랄(Trace Minerals)	GB Complete(Z) Beta Plus(BR)
$12.9^{14.799}$	유기인산염(Organophosphates)	미량 미네랄(Trace Minerals)	Beta TCP(BR), 7–Ketozym Forte(BR)

진동수 12.9^{15}는 완전한 건강상태 12.9^{15} < 진동수 범위 < 12.9^{100}			
진동수	**독소**	**결핍 영양성분**	**영양보충제/제조회사**
12.9^{79}	DDT	미량 미네랄(Trace Minerals)	Beta Plus(BR)
$12.9^{89.7}$	석면(Asbestos)	칼슘(Calcium)	ENV/GBLV Homeopathic(Z)
$12.9^{89.9}$	다이옥신(Dioxin)	마그네슘(Magnesium)	ENV/GBLV Homeopathic(Z)
12.9^{99}	유전자변형(GMO)	인(Phosphorus)	Bromelain Plus CLA(BR)

12.9^{100} 〈 진동수 범위 〈 12.9^{1000}			
진동수	**독소**	**결핍 영양성분**	**영양보충제/제조회사**
12.9^{198}	제초제(Herbicides)	칼슘/마그네슘 (Calcium/Magnesium)	L–Lysine HCL(BR)
12.9^{199}	아스파탐(Aspartame)	오메가 3(Omega 3)	ENV/GBLV Homeopathic(Z)
12.9^{999}	유독성 금(Toxic Gold)	비타민 E(Vitamin E)	Bio–3–BG(BR)
12.9^{100} 〈 진동수 범위 〈 12.9^{2000}			
진동수	**독소**	**결핍 영양성분**	**영양보충제/제조회사**
12.9^{1003}	글리포세이트(Glyphosate)	조직세포 소금 (Tissue Cell Salts)	L–Lysine HCL(BR)
12.9^{1004}	수은/알루미늄 화합물(Mercury/ Aluminum Compound)	미량 미네랄(Trace Minerals)	GB Complete(Z)
12.9^{1899}	라우릴 황산나트륨 (Sodium Lauryl Sulfate)	칼륨(Potassium)	MSM Plus(Z)
12.9^{1999}	아플라톡신(Aflatoxins)	비타민 C(Vitamin C)	ENV/GBLV Homeopathic(Z)
12.9^{2000} 〈 진동수 범위 〈 12.9^{3000}			
진동수	**독소**	**결핍 영양성분**	**영양보충제/제조회사**
12.9^{2009}	글루탐산소다(MSG)	미량 미네랄(Trace Minerals)	ENV/GBLV Homeopathic(Z)
12.9^{2099}	포름알데히드(Formaldehyde)	비타민 C(Vitamin C)	ENV/GBLV Homeopathic(Z)
12.9^{2199}	파라벤(Parabens)	칼슘(Calcium)	GSH Plus(BR)
12.9^{2599}	질산염(Nitrates)	마그네슘/칼슘/칼륨 수용체 (Mag/Cal/Potassium receptors)	Dysbiocide(BR)
12.9^{2799}	살충제(Insecticides)	비타민 B 복합체(B Complex)	GB Complete(Z) Beta Plus(BR)
$12.9^{2899.7}$	농약(Pesticides)	마그네슘(Magnesium)	GB Complete(Z)
$12.9^{2899.9}$	황산염(Sulfates)	마그네슘/칼슘/칼륨 수용체 (Mag/Cal/Potassium receptors)	Bio–6–Plus (BR) or MSM Plus(Z)

감사의 글

이 책을 쓸 수 있도록 영감과 능력을 주신 신에게 감사드린다. 인생의 동반자인 앤에게도 감사의 말을 전한다. 내 삶에 영감을 준 아내의 지원과 이해와 희생이 없이는 이 영광스러운 일을 결코 할 수 없었을 것이다.

편집자 버지니아 베리와 수잔 크리사풀리는 이 책이 최상의 형태로 나오는 데 중요한 역할을 했다. 멋진 차트를 만들어준 캐롤 보스메니는 숫자와 주제에 대한 내 광기를 멋진 차트로 만들어 완벽한 학습 도구로 정리해주었다. 모두 감사드린다.

추천사를 쓰려고 시간을 내주신 클리프 페터스 박사는 영광스럽게도 내가 옆에서 일할 수 있도록 축복을 내렸다. 지난 10년 동안 보디 밸런스 힐링 시스템 구축을 지원하고 도움을 준 아들에게도 고마움을 전한다.

우리 메시지를 세상에 알릴 수 있도록 도와준 소셜 미디어 전문가 캐시디 워터, 자신의 전문 지식과 경험담을 들려주고 조언을 해준 해리 오, 경험담을 들려주고 지원을 해준 버드 타렌티노의 우정에 감사드린다.

자연건강을 추구하는 이 여정에 함께한 스승님, 환자, 동료 의사, 학생들에게 감사드린다. 나를 믿고 가이드가 될 수 있게 해주신 여러분에게 신의 축복이 있기를 기원한다.

옮긴이 후기

이 책은 근반응검사로 몸의 불균형을 찾아내고 음식이나 보충제가 불균형을 바로잡는지, 즉 나한테 필요한지 알려준다. 하지만 근반응검사를 하다 보면 의문이 떠오른다. 답이 어디서 오는 것일까? 어떤 존재가 답을 주는 것일까? 원리가 뭘까?

근반응검사에서는 무의식에서 답을 얻는다고 본다. 그럼 무의식은 무엇일까? 근반응검사 관련 책을 여러 권 찾아보았지만 뚜렷한 답을 얻기가 쉽지 않았다. 다른 에너지 힐링 시스템과 내면의 가르침에서 그 해답에 해당하는 것을 찾을 수 있을 것 같다.

시크릿의 토대가 되는 하와이 전통 가르침인 후나Huna에서는 무의식을 우니히피리Unihipili, low self, 의식을 우헤인Uhane, middle self, 초의식Higher Self을 아우마쿠아Aumakua, high self, Super conscious Mind, Higer soul, 더큰나라고 한다. 후나에서는 근반응검사와 사촌 격이라 할 다우징을 사용해 무의식과 소통한다물론 다른 방법도 있다. 그리고 초의식에서도 정보를 얻는데, 이는 무의식을 통해서만 받을 수 있다. 무의식에서는 육체와 내면의 믿음과 같은 것에 대한 답을 얻을 수 있으며, 초의식에서는 어떤 길을 가야 하는지, 왜 여기 있는지 같은 좀더 광범위한 것에 대한 답을 얻을 수 있다.

재닛 리치몬드의 《선택The Higher self voice on Choices》에서는 초의식에서 받은 가르침을 다루었는데, 무의식에는 상념체Thought form body, 습관 보디Habit body, 감정 청사진Emotional Blueprints, 창조 보디Creative Body가 있다고 본다. 초의식을 너무 뛰어난 교수님 강의를 학생들이 알기 쉽게 수준을 낮춰 설명하는 조교수 역할을 하는 존재로 본다.

일반적인 에너지 힐링에서는 무의식에 대해 여러 가지 다른 관점이 있는데, 보통 에테릭 보디Etheric body, 이모셔널 보디Emotional body, 멘털 보디Mental body, 스피리추얼 보디Spiritual body가 있다고 본다.

조곡쉬Choa Kok Sui가 쓴 《영혼의 정수The spiritual essence of man》에서는 여러 전통에 나온 초의식을 보여준다. 초의식을 카발

라에서는 아인소프Ain Soph라 하고 불교에서는 상위 부다 속성Higher Buddha Nature, 힌두교에서는 아트마Atma, 이집트 전통에서는 아쿠아Akhua, 신지학에서는 에고Ego, 기독교에서는 더 선The Son이라 한다. 또한 요한복음 14:6의 "나는 길이요 진리요 생명이다. 나를 거치지 않고서는 아무도 아버지께로 갈 사람이 없다"에서 '나I AM'를 높은 영혼Higher soul으로 보는 견해를 밝혔다.

여기서 무의식과 초의식의 차이점을 살펴보면, 다우징으로 마음과 영혼을 치유하는 영적 반응요법SRT: Spiritual Response Therapy 프로그램을 다룬 책 《자유의 행로The Freedom Path》에서는 "무의식은 프로그램이 어디서 어떻게 성립되었는지에 대한 모든 가능성과 영역을 알지 못한다. 초의식은 더 많은 정보를 가지고 있다. 또한 초의식은 방출하는 말을 하지 않고도 프로그램을 정화할 수 있다"라고 했다. 또한 후나에서 무의식과 초의식의 역할과 얻을 수 있는 정보를 설명하는 것을 볼 수 있다.

자각몽으로 유명한 책 《루시드 드리밍Lucid Dreaming: Gateway to the Inner Self》로버트 웨거너 지음에서는 의식conscious, 무의식unconscious이 있으며 꿈속에서 또 다른 의식을 가진 내면의 의식체를 만날 수 있는데 그것을 내면의 자아inner self라 하며 초의식higher self을 칭하는 것으로 본다. 그 내면의 자아는 책임지고, 도와주고, 건설적이며 보호적인 의식을 보인다고 한다.

최면에서는 스탠퍼드대학교 교수이자 최면술사인 어니스트 힐가드Ernest Hilgard가 우리 모두에게 삶을 공유하는 또 다른 존재가 있다는 것을 확신하였다. 힐가드는 이 개체를 '숨겨진 관찰자'라고 불렀다. 이 숨겨진 관찰자를 검사하니 초의식과 같은 역할을 한다는 최면 보고서가 많이 나와 있다.

타로카드 메이저 6번 연인 카드에서 남성은 의식을, 여성은 무의식을, 날개 달린 천사는 초의식을 나타내는 것으로 보고 있다.

여러 가지를 공부하며 얻은 결론은 우리는 내면의 나무의식와 더큰나초의식에서 정보와 에너지를 받아들이게 되어 있다는 것이다. 무의식과 초의식에서 답을 받는 형태가 다양할 수 있는데 그중 하나가 근반응검사다. 컴퓨터 내부 원리를 다 이해하지 못해도 입력만 제대로 하면 원하는 결과를 얻을 수 있듯이 그 기전을 이해하지 못하더라도 올바르게 질문하면 근육을 통해 정확한 답을 얻을 수 있다는 것이다. 특별한 능력이 있는 사람만 하는 게 아니라 누구나 하려는 마음만 있으면 질문하고 답을 얻을 수 있다.

이 책을 읽고 우리 모두에게 타고난 능력이 있다는 것을 인식하고 근반응검사로 건강과 치유에 대한 답을 얻어 삶을 좀 더 쉬이 살아가게 되기를 기대해본다.

연락처

- 예약(전화 방문 또는 사무실 방문): Health and Wellness of Carmel 317-663-7123, #1
- 저자 이메일: drjerrywebernd@gmail.com
- 비디오 및 온라인 코스 정보: www.drjerrywebernd.com, hwofc.com
- 페이스북: Jerry Weber 박사 또는 Carmel의 건강 및 웰빙
- 유튜브: Dr Jerry Weber

근반응검사 수업 또는 온라인 공인 자연건강 프랙티셔너 프로그램에 대한 정보 문의는 저자(drjerrywebernd@gmail.com)나, 한국 에이전트(hl1mlk@hanmail.net)로 이메일 요망

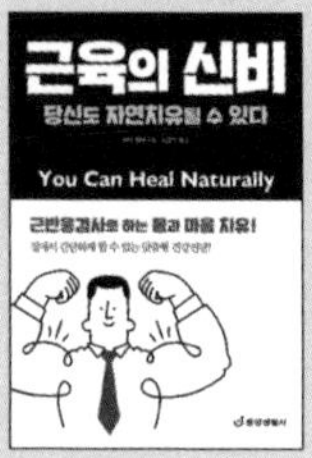

근육의 신비 당신도 자연치유될 수 있다

초판 1쇄 인쇄 | 2022년 8월 17일
초판 1쇄 발행 | 2022년 8월 22일

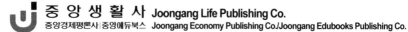

지은이 | 제리 웨버(Dr. Jerry Weber, ND)
옮긴이 | 서강익(KangIk Suh)
펴낸이 | 최점옥(JeomOg Choi)
펴낸곳 | 중앙생활사(Joongang Life Publishing Co.)

대　　표 | 김용주
책임편집 | 이상희
본문디자인 | 박근영

출력 | 영신사　종이 | 한솔PNS　인쇄 · 제본 | 영신사

잘못된 책은 구입한 서점에서 교환해드립니다.
가격은 표지 뒷면에 있습니다.

ISBN 978-89-6141-298-8(03510)

원서명 | You Can Heal Naturally

등록 | 1999년 1월 16일 제2-2730호
주소 | ㉾ 04590 서울시 중구 다산로20길 5(신당4동 340-128) 중앙빌딩
전화 | (02)2253-4463(代)　팩스 | (02)2253-7988
홈페이지 | www.japub.co.kr　블로그 | http://blog.naver.com/japub
네이버 스마트스토어 | https://smartstore.naver.com/jaub　이메일 | japub@naver.com
♣ 중앙생활사는 중앙경제평론사 · 중앙에듀북스와 자매회사입니다.

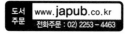